国家级实验教学示

高等院校医学实验教学系列教材

医学生物学实验

总主编　郑葵阳

主　编　侯筱宇　蔡绍京

副主编　陆　梁　李　冲

编　者　（按姓氏笔画排序）

尹晓慧　刘　永　刘　静　关秋华　李　冲

宋远见　张　强　陆　梁　陈静华　周敬伟

侯筱宇　徐　浩　蔡绍京　颜景芝　魏建锋

科 学 出 版 社

北　京

内 容 简 介

本书整合细胞生物学、生物化学、分子生物学和医学遗传学 4 门课程的实验内容，删除验证性实验，精简基础性实验，加强问题（或案例）为引导的综合性实验和探究性实验。本书包括四篇内容，第一篇为医学生物学技术基本原理，包括显微镜与细胞微观结构、生物大分子制备与分离技术、分光光度技术、放射性同位素技术和人类染色体的识别。同时还包括实验误差与数据处理的内容。第二篇为基础性实验，共 14 个，重在培养学生的基本操作技能。第三篇为综合性实验，共 18 个，重在培养学生综合运用不同实验技术解决问题的能力。第四篇为 2 个探究性实验的例子，作为开展探究性实验的参考，在其后附注了实验设计基本原则。最后的附录部分包括实验须知、实验记录及实验报告的书写、细胞生物学绘图、常用元素原子量表、实验室常用酸碱的比重和浓度等内容。

图书在版编目（CIP）数据

医学生物学实验 / 侯筱宇，蔡绍京主编. —北京：科学出版社，2018.1

ISBN 978-7-03-056012-4

Ⅰ.①医… Ⅱ.①侯… ②蔡… Ⅲ.①医学–生物学–实验–医学院校–教材 Ⅳ.①R318-33

中国版本图书馆 CIP 数据核字（2017）第 315117 号

责任编辑：张天佐　胡治国 / 责任校对：郭瑞芝
责任印制：霍　兵 / 封面设计：张秀艳

科 学 出 版 社 出版
北京东黄城根北街 16 号
邮政编码：100717
http://www.sciencep.com

保定市中画美凯印刷有限公司 印刷
科学出版社发行　各地新华书店经销
*

2018 年 1 月第 一 版　开本：B5（720×1000）
2023 年 12 月第五次印刷　印张：12
字数：290 000

定价：49.80 元

（如有印装质量问题，我社负责调换）

丛 书 前 言

知识爆炸、信息化时代已经到来。现代医学教育演变改革，历经百年，已发展到以岗位胜任力为导向的医学教育新时代。今天，如何适应新时代知识传授的新特点、能力培养的新要求，以及当代大学生学习模式的悄然转变，已经成为当代医学教育的核心问题之一。徐州医科大学自 2004 年开展以 CBL 为载体的教育教学改革、2012 年开展以医学生岗位胜任力为导向的内涵式质量提升工程，以学生为中心的自主式学习正在全面、有序展开。

医学是实践性很强的生命科学，基础医学的学习是大学生步入医学的起始阶段，基础医学实验训练对医学生职业素质的养成和后续的专业学习，都有着很大影响。因此，加强基础医学教学实验中心建设，提高实验教学质量，培养大学生实践创新能力具有重要意义。以培养适应国家及区域医药卫生事业发展和经济社会建设需要的高素质、高水平卓越医学人才为根本任务，从"育人为本、德育为先、能力为重、全面发展"的教育理念出发，树立"以学生为主体、以能力培养为核心"的实验教学观，徐州医科大学基础医学国家级实验教学示范中心对基础医学实验课程进行了优化设计，组织编写了一套新颖的实验教材。本套教材以案例作为引导，构建"理论实践相互结合、基础临床相互渗透、教学科研相互促进"的实验教学体系；构建模块化、层次化、多元化满足学生自主学习的实验教学新模式。本套实验教材按照医学生物学实验课程群、正常人体形态学实验课程群、疾病基础实验课程群、医学机能学实验课程群和病原生物学与免疫学实验等五大课程群循序编排。在实验项目层次上，精简基础性实验和内容重复过多的实验，增加综合设计性实验和研究创新性实验比例，使学生通过实验课程学习，系统掌握从"分子"、"细胞"、"组织"、"器官"到"系统"；从形态到功能；从正常到异常；从疾病诊断到防治等一套完整的基础医学实验的知识与技能，为后续的学习和工作打下坚实的基础。

本套实验教材是徐州医科大学基础医学国家级实验教学示范中心全体老师辛勤劳动的结晶，是我校多年来教学改革的成果体现。衷心感谢科学出版社对编写工作的热情鼓励和悉心指导。诚然，由于编者的学识、水平和能力的限制，难免存在诸多不足和遗憾，恳请广大专家、教师和学生提出宝贵意见与批评，为推动我国医学教育的发展共同努力。

郑葵阳

2017 年 12 月

前　言

生物学是研究生物体的化学组成、结构、功能、发育和进化的科学，是现代医学的基石。现代生物学的进展有力地促进了医学的发展。医学生物学是基础医学、临床医学、公共卫生与预防医学、药学和检验医学等的基础。医学生物学的基础理论和进展是以实验为依据的，医学生物学实验技术的学习和应用是理解和发展现代医学的重要基础。

在长期培养医学类本科生的过程中，医学生物学的相关课程分别形成了各自独立的实验教学体系。各门课程独立开设的实验课，过于注重对理论知识的验证，同时不可避免地造成内容的重复。近年来，我们以岗位胜任力为导向，坚持"以学生为主体，以能力培养为核心"的实验教学观，依托基础医学国家级实验教学示范中心医学生物实验学分中心，开展实验教学体系和实验教学内容的改革，注重培养学生扎实的医学生物学基础实验技术、医学科学研究思维和创新能力。为配合实验教学体系和实验教学内容的改革，我们整合《细胞生物学》、《生物化学》、《分子生物学》和《医学遗传学》4 门课程的实验内容，删除验证性实验，精减基础性实验，加强问题（或案例）为引导的综合性实验和探究性实验。各门课程的教师通力合作、打破学科的界限，共同编写了这本《医学生物学实验》教材。

本教材包括 4 篇内容，第一篇为医学生物学技术基本原理，第二篇为基础性实验，重在培养学生的基本操作技能，为创新能力培养打下坚实的基础；第三篇为综合性实验，第四篇为探究性实验，不再侧重于"掌握"、"熟悉"或"了解"理论知识的层面，更重在培养学生解决问题、分析问题的能力。

本教材适用于普通高等学校医学类和生物学类等各专业本科生的实验教学，也可作为相关专业教师的教学参考用书。

编者

2017 年 11 月

目　　录

第三篇 综合性实验

第四篇 探究性实验

第一篇　医学生物学技术基本原理

第一章　显微镜与细胞的微观结构

第一节　普通光学显微镜

光学显微镜简称光镜，是利用光线照明，使微小物体形成放大影像的仪器。光学显微镜是生物科学和医学研究领域常用的仪器，在细胞生物学、组织学、病理学、微生物学及其他相关学科的教学研究工作中具有极为广泛的用途，是研究人体及其他生物机体组织细胞结构强有力的工具。

1590 年前后，荷兰的 Hans 父子研制出了放大 10 倍的原始显微镜；1665年，英国物理学家 Hooke 研制出性能较好的显微镜并用它发现了细胞。400 多年来，经不断改进，显微镜的结构和性能逐步完善，形成了品种繁多、型号各异的光学显微镜系列（图 1-1-1）。除了广泛使用的普通光学显微镜外，还有相差显微镜、暗视野显微镜、荧光显微镜和倒置显微镜等具有特殊功能或用途的光镜。形形色色的光学显微镜虽然外形和结构差异较大，但其基本构造和工作原理是相似的。

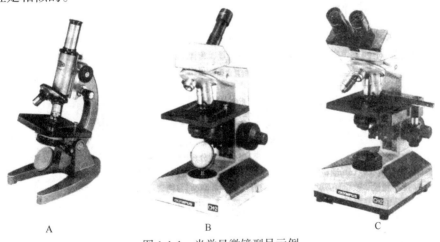

图 1-1-1　光学显微镜型号示例

A. 单筒直立式；B. 单筒倾斜式；C. 双筒倾斜式

一、显微镜的光学原理

一台普通光学显微镜（以下简称显微镜）主要由机械系统和光学系统两部分构成，而作为显微镜核心部分的光学系统则主要包括物镜、目镜、聚光器和反光镜等部件。

显微镜是如何使微小物体放大的呢？物镜和目镜的结构虽然比较复杂，但它们的作用都相当于一个凸透镜，由于被检标本是放在物镜下方 1～2 倍焦距之间，故物镜可使标本在物镜的上方形成一个倒立的放大实像，该实像正好位于目镜的下焦点（焦平面）之内，目镜进一步将它放大成一个虚像，通过调焦可使虚像落在眼睛的明视距离处，在视网膜上形成一个直立的实像。显微镜中被放大的倒立虚像与视网膜上直立的实像是相吻合的，该虚像看起来好像在离眼睛 25cm处（图 1-1-2）。

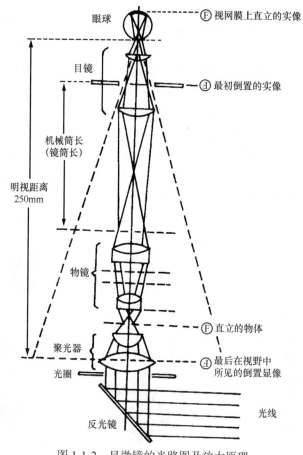

图 1-1-2　显微镜的光路图及放大原理

一台显微镜的性能和质量的高低是由多方面指标来反映的，包括分辨率、放大率、镜口率、焦点深度和视场宽度等性能指标。这些性能都有一定限度，彼此既相互作用又相互制约，改善或提高某方面的性能，往往会使另一性能降低。

分辨率是光镜最重要的性能指标，是指在 25cm 的明视距离处，能区分开被检物体上两个质点间的最小距离。因此，分辨率越小，说明分辨能力越高。据测定，人眼的分辨率约为 100μm，而光镜的分辨率可达 0.2μm。显微镜的分辨率由物镜的分辨率决定，物镜的分辨率就是显微镜的分辨率，而目镜与显微镜的分辨率无关，它只是将物镜已分辨的影像进行第二次放大。光镜的分辨率（R）可用下式计算：

$$R = 0.61\lambda/N.A. = 0.61\lambda/n \cdot \sin(\alpha/2)$$

式中 λ 为照明光源的波长，可见光的最短波长为 0.4μm。N.A.代表数值孔径，也称为镜口率，其数值等于物镜和被检样品之间介质的折射率（n）与孔径角（α）一半的正弦值的乘积，即 N.A. = $n \cdot \sin(\alpha/2)$。n 的最大值为 1.5（香柏油为介质），孔径角是指位于透镜光轴上标本的一个点发出的光线延伸到物镜前透镜的有效直径的两端所形成的夹角，孔径角越大，进入物镜的光线越多，sin（α/2）的最大值为 1（α = 180°）。将 λ 和 N.A.代入公式，可得 R = 0.61 × 0.4μm/1.4 = 0.17μm，即显微镜的最大分辨率约为 0.2μm。

由上式可知，物镜的 N.A.决定一台显微镜的主要光学性能，N.A.越大，分辨率就越小，显微镜的分辨能力就越强，显微镜的光学性能也越好。但 N.A.与焦点深度（即当显微镜对标本的某一点或平面准焦时，焦点平面上下影像清晰的距离或范围）成反比，因此，并非 N.A.越大越好。物镜的 N.A.通常标刻在物镜的周缘。

使用低倍镜和高倍镜时，空气为介质，n 值为 1.00；使用油镜时，香柏油为介质，n 值为 1.50（n 的最大值）。因此，油镜的 N.A.大于低倍镜和高倍镜，即油镜的分辨能力强于低倍镜和高倍镜。目前，在实用范围内，物镜（油镜）的最大N.A.为 1.4。另外，由于空气与玻片的密度不同，当光线通过玻片与物镜镜头间的空气介质时，发生散射，降低了视野的照明度；而玻片和香柏油的折射率相近，当光线通过时，几乎不发生折射，增加了视野的进光量，故使用油镜观察标本时，物像更加清晰。

放大率或放大倍数是光镜性能另一重要参数，一台显微镜的总放大倍数等于目镜放大倍数与物镜放大倍数的乘积。常用光镜最大放大倍数为 10（目镜）× 100（油镜）= 1000 倍。

二、显微镜的基本结构与功能

（一）机械系统

1. 镜筒　是安装在显微镜最上方或镜臂前方的圆筒状结构，其上端装有目镜，下端与物镜转换器相连（图 1-1-3）。根据镜筒的数目，显微镜可分为单筒式和双筒式两类。单筒显微镜又分为直立式和倾斜式两种，而双筒显微镜的镜筒均为倾斜式的。

2. 物镜转换器　又称为旋转盘，是安装在镜筒下方的圆盘状结构，可顺时针或逆时针方向旋转，其上均匀分布有 3～4 个圆孔，可装不同放大倍数的物镜。转动物镜转换器可使不同的物镜到达工作位置（即与光路合轴），使用时注意凭手感使所需物镜准确到位。

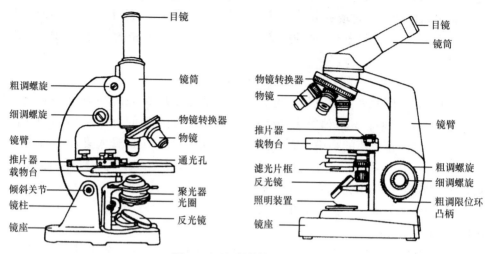

图 1-1-3　显微镜结构示意图

3. 镜臂　是支持镜筒和镜台的弯曲状结构，是取用显微镜时握持的部位。镜筒直立式显微镜在镜臂与其下方的镜柱之间有一倾斜关节，此关节可使镜筒向后倾斜一定角度以方便观察，但使用时倾斜角度不应超过 45°，否则，由于重心偏移，显微镜容易翻倒。

4. 调焦器　也称为调焦螺旋，是调节焦距的装置，位于镜臂的上端（直立式镜筒）或下端（倾斜式镜筒），分为粗调螺旋（大螺旋）和细调螺旋（小螺旋）两种。粗调螺旋可使镜筒或载物台以较快速度或较大幅度升降，能迅速调节好焦距，使物像呈现在视野中，适用于低倍镜观察时的调焦。细调螺旋只能使镜筒或载物台缓慢升降，升或降的幅度不易被肉眼观察到，适用于高倍镜和油镜的焦距精细调节，也用于观察标本的不同层次。

5. 载物台　也称为镜台，是位于物镜转换器下方的方形平台，用于放置被观察的玻片标本。载物台的中央有圆形的通光孔，来自下方的光线经此孔照射到标本上。在载物台上装有标本移动器，也称为推片器，其上安装的弹簧夹用于固定玻片标本，旋动推片器的两个螺旋可使玻片标本前后或左右移动。

在推片器上附有纵、横游标尺，用以标记标本的位置。游标尺由主标尺（A）和副标尺（B）组成，副标尺的分度为主标尺的 9/10。使用时，先看副标尺的 0 点位置，再看主、副标尺刻度线的重合点，依据重合点即可读出准确的数值，如图 1-1-4 中所示的数值应为 26.4。

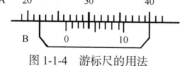

图 1-1-4　游标尺的用法

6. 镜柱　是连接镜臂与镜座的短柱。

7. 镜座　位于最底部，是整台显微镜的基座，用于支持和稳定镜体。

（二）光学系统

包括目镜、物镜、聚光器、反光镜等。

1. 目镜　又称为接目镜，安装在镜筒的上端，起着将物镜所放大的物像进一步放大的作用。每台显微镜通常配制 2～3 个不同放大倍数的目镜，如"5×"、"10×"和"15×"（数字表示放大倍数）目镜，可根据不同需要选择使用，最常使用的是"10×"目镜。为方便指示视野中的某一结构，可将一小段细金属丝或头发黏附在目镜内视场光阑上作为指针；另外，还可在视场光阑上安装目镜测微尺。

2. 物镜　也称为接物镜，安装在物镜转换器上。每台显微镜一般有 3～4 个不同放大倍数的物镜，物镜是显微镜最主要的光学部件，决定显微镜分辨率的高低。常用物镜的放大倍数有"10×"、"40×"（或"45×"）和"100×"等几种。一般将"4×"、"10×"物镜称为低倍镜，将"40×"或"45×"物镜称为高倍镜，将"100×"物镜称为油镜（这种镜头在使用时其顶端需浸在香柏油中）。在每个物镜的周缘通常都标有能反映其主要性能的参数（图 1-1-5），主要有放大倍数和数值孔径（如 10/0.25、40/0.65 和 100/1.25）、该物镜所要求的镜筒长度和标本上的盖玻片厚度（160/0.17，单位为 mm）；另外，在油镜上还常标有"油"或"oil"字样。

不同物镜有不同的工作距离，所谓工作距离是指显微镜处于工作状态（焦距调好、物像清晰）时，物镜最下端与盖玻片上表面之间的距离（图 1-1-5）。物镜的放大倍数与其工作距离成反比。当低倍镜被调节到工作距离后，可直接转换高倍镜或油镜，只需旋动细调螺旋，便可见到清晰的物像。不同放大倍数的物镜可从外形上区分，一般来说，低倍镜镜身最短，油镜镜身最长，而高倍镜的镜身长度介于两者之间。

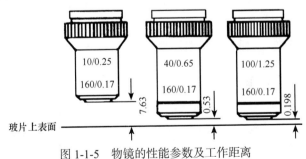

图 1-1-5　物镜的性能参数及工作距离

两箭头间距离为工作距离，单位为 mm

3. 聚光器　位于载物台通光孔的下方，其主要功能是将光线集中到所要观察的标本上。聚光镜由 2～3 个透镜组合而成，其作用相当于一个凸透镜，可将光线汇集成束。在多数显微镜，聚光器的左下方有一调节螺旋，用以升降聚光器；升高聚光器可使光线增强，反之则光线变弱。

4. 光圈 位于聚光器下面的圆环内，由一组金属薄片组合排列而成，拨动其外侧的小柄，可使光圈的孔径开大或缩小，以调节光线的强弱。有的显微镜，光圈下方有滤光片框，可放置不同颜色的滤光片。

5. 反光镜 位于聚光器的下方，可向各方向转动，能将来自不同方向的光线反射到聚光器中。反光镜有平、凹两面：凹面镜有聚光作用，适于弱光和散射光下使用；光线较强时则选用平面镜。

三、显微镜的使用方法与要领

（一）低倍镜的使用

1. 准备 取用显微镜时，应右手握镜臂，左手托镜座，将显微镜平稳地放置在自己座位稍偏左的实验台上，镜座后缘离实验台边缘 3～6cm。

2. 调光 转动粗调螺旋，稍升高镜筒（或使载物台稍下降），转动物镜转换器，使低倍镜转动到位（即低倍镜头对准通光孔），当镜头完全到位时，可听到轻微的顿挫声。开大光圈，上升聚光器到适当位置（以聚光器上方透镜平面稍低于载物台平面的高度为宜），将反光镜凹面转向光源；然后，左眼自目镜观察（勿闭右眼），同时调节反光镜的角度，使视野内的光线均匀、亮度适中。如果使用带电光源的显微镜，则使用调光螺旋调节光亮度。

3. 装片 取需要观察的玻片标本，先对着光线用肉眼观察，了解标本的全貌；然后，将其有盖玻片的一面朝上，放置到载物台上，用推片器上的弹簧夹固定好；最后，旋动推片器的螺旋，使需要观察的标本部位处于通光孔的中央。

4. 调焦 用眼睛从侧面注视低倍镜头与玻片的距离，同时调节粗调螺旋使载物台上升（或镜头下降），直至低倍镜头与玻片标本的距离约为 0.5cm；然后，左眼自目镜观察，同时用左手慢慢转动粗调螺旋使载物台下降（或使镜头上升）直至视野中出现物像为止；最后，转动细调螺旋，使视野中的物像清晰。此种状态称为准焦状态，调焦的过程称为准焦。

调焦时，如果镜头与玻片的距离已超过了 1cm 还未见到物像，应查找原因，加以纠正：①物镜未完全转动到位，镜头未对准通光孔，应转动到位后再观察；②标本在视野外，应移动推片器，使标本移至视野中央；③粗调节器转动过快，越过了焦点；④视野内光线过强，标本染色浅或标本未染色，应将光线适当调暗。不管是何种原因，都应严格按上述调焦步骤重新操作。

（二）高倍镜的使用

1. 选择目标 在使用高倍镜前，应先用低倍镜寻找到需进一步观察的物像，并将其移至视野中央。

2. 换用高倍物镜 为防止镜头碰撞玻片，转动物镜转换器时，要从显微镜的侧面注视，缓慢地将高倍镜转动到位，即高倍镜头对准通光孔。

3. 调焦 高倍镜转动到位后，左眼自目镜观察，视野中一般可见到不太清晰的物像。此时，只需稍稍调节细调螺旋，便可使物像清晰。若视野内亮度不够，可上升聚光器、开大光圈。

如果换用高倍镜时，镜头碰到玻片，不可强行转动，应查找原因并加以纠正。常见原因包括：①玻片放反；②玻片过厚；③高倍镜头松动；④低倍镜下焦距未调好等。如果排除这些因素后，高倍镜头仍碰到玻片，则为非原装高倍镜——镜头过长。此时应先将载物台下降或使镜筒升高后再转换高倍镜头，然后在眼睛的注视下使高倍镜接近盖玻片，最后边自目镜中观察，边用粗调螺旋缓慢地使载物台下降或使镜筒升高，看到物像后再用细调螺旋准焦。

由于制造工艺上的原因，许多显微镜的低倍镜视野中心与高倍镜视野中心往往存在一定的偏差。因此，在从低倍镜转换到高倍镜观察标本时，常会给观察者迅速找到标本造成一定困难。解决这个问题的方法为，利用羊毛交叉装片来测定所用显微镜的偏心情况，并绘图记录制成偏心图，依据偏心图，指导高倍镜的使用。具体操作步骤是，在高倍镜下找到羊毛交叉点并将其移至视野中央，换低倍镜观察羊毛交叉点是否还位于视野中央；如果偏离中央，其所在的位置就是偏心位置。将以上两个步骤反复操作几次，找出准确的偏心位置并绘出偏心图。在使用该台显微镜的高倍镜观察标本前，应在低倍镜下将需进一步放大的物像移至偏心位置，再转换高倍镜观察，这样，所需观察的目标就正好处在视野中央了。

（三）油镜的使用

1. 选择目标 用低倍镜或高倍镜找到需观察的标本物像，并将需要进一步放大的物像移至视野中央。

2. 调光 将聚光器上升至较高位置并将光圈开至最大（油镜所需光线较强）。

3. 换用油镜 转动物镜转换器，移开低倍镜或高倍镜，在玻片标本上需观察的部位滴一滴香柏油，然后在眼睛的注视下，将油镜转动到位，此时油镜的下端应正好浸在油滴中或与油滴接触。有的显微镜油镜头过长，油镜头不能转到位，此时可先稍稍下降载物台或上升镜筒，再将油镜头转到位，使油镜头下端浸入油滴中。

4. 调焦 左眼注视目镜，同时小心而缓慢地转动细调螺旋使载物台下降或使镜头微微上升，直至视野中出现清晰的物像。操作时不要反方向转动细调螺旋，以免镜头压碎标本或镜头损坏。

在使用油镜过程中，如需更换观察目标，为防止高倍镜头沾油，可不用高倍镜观察，即低倍镜观察目标后直接换用油镜。镜筒直立式显微镜加香柏油时，应使载物台保持水平状态。

5. 擦拭 油镜使用结束后，必须及时将镜头上的油擦拭干净。擦拭前，应将镜筒升高约 1cm，并将油镜头转离通光孔；擦油镜头时，先用擦镜纸蘸少许二甲苯擦 2 次，再用干净的擦镜纸擦 1 次。置于玻片上的油，如果是有盖玻片的永久制片，可直接用上述擦油镜头的方法擦净，但不要太用力，否则二甲苯会溶解封片剂，使盖玻片松动；如果是无盖玻片的标本，则用拉纸法除去载玻片上的油，即先把一小片擦镜纸盖在含油玻片表面，再向擦镜纸上滴几滴二甲苯，趁湿将擦镜纸向一侧拉，如此反复几次，即可将玻片上的油除去。

（四）显微镜使用的注意事项

1. 取用显微镜时，应轻拿轻放。一手紧握镜臂，另一手托住镜座；禁用单手提拿，以避免零部件滑落。

2. 显微镜不可放置在实验台的边缘，应使镜座后缘离实验台边缘 3～6cm。课间离开座位时，应将显微镜的倾斜关节复原，镜头转离通光孔。

3. 不可随意拆卸显微镜上的零部件，以免丢失或损坏；目镜也不要随便取出，以防灰尘落入镜筒。

4. 要经常保持显微镜的清洁，显微镜的光学部分只能用擦镜纸轻轻擦拭，不可用纱布、手帕、普通纸张或手指擦拭，以避免磨损镜面。

5. 使用镜筒直立式显微镜时，可使镜筒倾斜一定角度以方便观察，但倾斜角度不应超过 45°，以防重心后移、显微镜倾倒。在观察带有液体的临时装片时，镜筒不能倾斜，以避免由于载物台倾斜而使液体流到载物台上。

6. 使用高倍镜和油镜时，切勿一边在目镜中观察，一边转动粗调螺旋上升载物台或下降镜筒，以避免镜头与玻片相撞，损坏镜头或玻片标本。正确做法是，转动粗调螺旋的同时，从显微镜的侧面注视着镜头与载物台逐渐接近。转动物镜转换器时，也应从显微镜的侧面注视。

7. 使用高倍镜和油镜观察，需更换标本片时，应先转动粗调螺旋升高镜筒或下降载物台，使镜头与载物台间距离拉开，然后再取下标本片。

8. 在目镜上观察标本时，要养成两眼同睁、双手并用（左手转动调焦螺旋，右手移动推片器）的习惯，必要时应一边观察、一边计数或绘图。如果两眼同睁观察不习惯，可先用手挡住右眼，等左眼看清视野后再逐渐放开右眼。双眼同睁观察，既可防止眼睛疲劳，又方便绘图。

9. 如需同老师或同学讨论视野中的某一结构，可用推片器将该结构移至指针尖端处；如果镜中未装指针，可将视野看成一个周缘带有刻度的钟面（如 3 点、6 点、9 点、12 点等），说明该结构位于钟面的几点钟位置。

10. 显微镜使用结束后应及时复原：先上升镜筒或下降载物台，取下标本片，物镜转离通光孔（镜筒倾斜的显微镜，恢复直立状态）；然后，下降镜筒或上升载物台，使物镜与载物台相接近；使反光镜处于垂直位，下降聚光器，关闭光圈。最后，将显微镜放回镜箱中或送还显微镜室。

第二节　细胞的超微结构

普通光学显微镜的分辨力约为 0.2μm，细胞膜、内质网膜和核膜的厚度，核糖体、微体、微管和微丝的直径等均小于 0.2μm，因而用普通光学显微镜观察不到这些细胞结构。要观察这些细胞结构，必须用分辨率更高的电子显微镜。电子显微镜下观察到的这些细胞结构，称为超微结构或亚显微结构，通常也称为电镜结构。熟练辨认细胞中各部分超微结构，加深理解细胞超微结构与功能的关系，是进行细胞结构和功能研究的基本要求。

一、细胞膜

细胞膜（cell membrane）曾专指质膜，即将细胞内外环境分开的一层单位膜，现泛指细胞质和细胞器的界膜。在人红细胞质膜的电镜照片上，可见位于细胞最外缘的质膜呈三层结构，内外两层为电子密度较高的致密层（深色），两层之间为电子密度较低的疏松层（浅色），这三层结构称为单位膜（unit membrane），总厚度为 14～25nm，单位膜是生物膜的基本结构（图 1-1-6）。

二、细胞核

细胞核（nucleus）大多位于细胞的中央（图 1-1-7），按其结构和功能的不同可分为核膜、染色质、核仁和核基质等几部分：

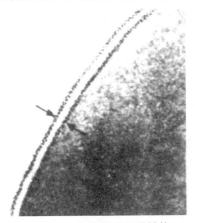

图 1-1-6　细胞膜的超微结构

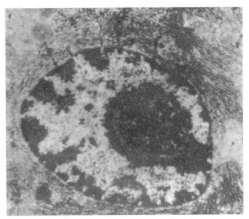

图 1-1-7　细胞核的超微结构

1. 核膜　电镜下，核膜（nuclear membrane）由内核膜、外核膜两层单位膜及两者之间的核周间隙构成（注意：不要将此结构误认为单位膜的三合板式结构）。外核膜外表面有颗粒状核糖体附着，并与内质网相连，核周隙与内质网腔相通。内核膜、外核膜融合形成均匀分布的核孔，核孔是细胞核与细胞质之间物质交换的通道。

2. 染色质（chromatin）　是间期细胞核中能被碱性染料着色的物质，根据其形态和功能分为两类：常染色质（euchromatin）和异染色质（heterochromatin）。

在内核膜的内缘及核内存在的着色较深、形态各异、大小不等的颗粒或块状结构称为异染色质。异染色质之间着色较浅、结构较疏松的细颗粒状或细丝状结构称为常染色质。

3. 核仁 电镜下，核仁（nucleolus）无膜包被，是一团裸露、稀疏的海绵状结构，主要由外周的颗粒区和中央的纤维区构成：前者含有核糖体前体颗粒，后者由转录的 RNA 纤维组成。伸入核仁的染色质，称为核仁组织者区（NOR）。

4. 核基质（nuclear matrix） 充填于染色质及核仁间隙中，为电子密度低的无定形物质，位于核仁中的核基质也称为核仁基质。

三、内质网

根据膜表面是否附有核糖体，将内质网（endoplasmic reticulum，ER）分为糙面内质网（rER）和光面内质网（sER）两类：前者呈扁平囊状，互相连通，构成膜性管道系统；电镜下，可见膜色深、腔色浅，膜表面附着颗粒状的核糖体。后者呈分支小管和小泡状，有的彼此相连成网，膜表面光滑，无核糖体附着（图 1-1-8）。

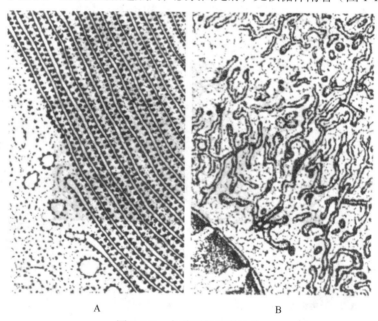

A   B

图 1-1-8 内质网的超微结构

A. 粗面内质网；B. 滑面内质网

四、高尔基体

高尔基体（Golgi complex）由单位膜形成的不同形态囊泡状结构构成（图 1-1-9），囊泡形态包括扁平囊、大囊泡和小囊泡。

1. 扁平囊 是高尔基体最显著部分，通常由 3～8 层弯曲成弓形的扁平囊泡重叠构成，其囊腔狭窄；扁平囊有凸、凹两面：凸面又称为形成面，面向细胞质和内质网；凹面又称成熟面（分泌面），靠近细胞膜，凹面可扩大成大泡（大囊泡）。

2. 大囊泡　分布于成熟面，由成熟面迁移而来，含有分泌蛋白逐渐浓缩形成的分泌颗粒。

3. 小囊泡　见于形成面，由附近的粗面内网芽生而来。

五、线粒体

线粒体（mitochondria）是由双层单位膜包围而成的封闭结构（图 1-1-10）。电镜下，内膜、外膜与嵴膜呈深色的线状结构，嵴膜和内膜上附着有许多深色的球形小体——基粒；膜间腔和嵴间腔内物质的电子密度较低，色浅；基质中含有电子密度很高的基质颗粒。内膜负染电镜照片上，可清晰地看到白色的基粒由球部、柄和基片 3 部分构成。

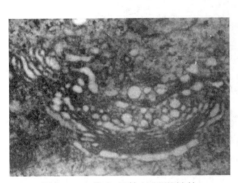

图 1-1-9　高尔基体的超微结构

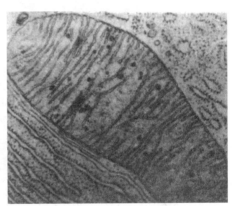

图 1-1-10　线粒体的超微结构

六、溶酶体

溶酶体（lysosome）是由单层单位膜围成的球形小体，内含多种酸性水解酶（图 1-1-11）。电镜下，内容物电子密度均匀的溶酶体为初级溶酶体（primary lysosome）；内容物电子密度不均匀者为次级溶酶体（secondary lysosome），它是正在进行消化作用的溶酶体。溶酶体功能状态消化的内容物不同，有不同的名称，如含有泡状结构的多囊体，含有线粒体残骸的自溶体等。电镜下要注意区分溶酶体与线粒体，溶酶体内无嵴，电子密度大。

七、微管和微丝

微管（microtubule）为中空的纤维状结构，外径为 20～25nm，分散存在于细胞质中；微丝（microfilament）为实心纤维状结构，直径为 5～6nm，常成束平行排列在细胞膜下，也有的分散并交织成网状（图 1-1-12）。

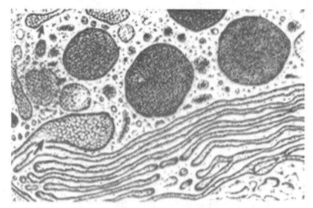

图 1-1-11　溶酶体的超微结构

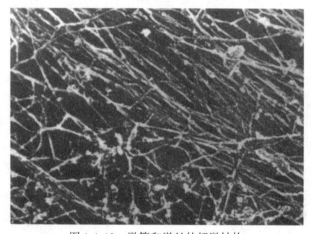

图 1-1-12　微管和微丝的超微结构

八、中心粒

中心粒（centriole）是中心体的主要构成成分，为圆筒状小体。构成中心体的中心粒，成对存在、互相垂直，圆筒的壁由 9 组纵行排列的三联微管组成。电镜下，中心粒纵切面上颜色较深的管状结构是组成中心粒的微管，横切面上，可见每个中心粒由 9 组三联微管组成，每组 3 根斜行排列的微管形如风车的叶片。

九、核糖体

核糖体（ribosome）由大、小两个亚基组成，无单位膜包被。附着在粗面内质网的核糖体称为附着核糖体，游离于细胞质中的核糖体称为游离核糖体；多个核糖体附着在一个 mRNA 分子链上，形成多聚核糖体。

电镜下，核糖体呈颗粒状，电子密度大，颜色很深；粗面内质网膜上有许多颜色很深的颗粒状结构，即附着核糖体；胞质中多聚核糖体成簇分布，呈螺旋状、念珠状，还可见到 5～8 个甚至更多的核糖体由一条线状的 mRNA 分子串在一起的放大图像。经负染技术处理且放大 400 000 倍的电镜照片上，80s 核糖体色浅，可区分核糖体的大、小亚基。

十、过氧化物酶体

电镜下，大鼠肝细胞中过氧化物酶体（peroxisome）呈球形，由单层膜包被，内部无嵴，电子密度小，内有一个深色的类核体结构。人类肝细胞过氧化物酶体没有类核体。

第二章　生物大分子制备与分离技术

第一节　生物大分子的基本制备技术

生物大分子的制备过程包括选材、细胞的破碎和细胞器的分离；大分子的提取和分离；样品的纯化、浓缩、干燥和储存等方面。生物大分子的制备是一件十分细致的工作，既要设法得到它们的纯品，又要努力保持其生物活性，有时制备一个较高纯度的蛋白质、酶或核酸，需要付出较长时间的艰苦劳动。生物大分子制备方法的选择以生物大分子的理化性质或生物活性（如分子大小、形状、溶解度、带电性质等）为依据（表 1-2-1），对于结构、理化性质或生物活性不同的生物大分子，所选用的分离、提纯方法也不相同。

表 1-2-1　生物大分子的理化性质与分离纯化方法的比较

理化性质	分离、纯化方法
分子大小和形状	差速离心、超滤、凝胶层析、透析、SDS-PAGE
溶解度	盐析、有机溶剂沉淀、溶液抽提、分配层析、结晶
电荷差异	电泳、等电聚焦电泳、离子交换层析、吸附层析
生物功能专一性	亲和层析

在制备生物大分子的过程中，为了随时了解所用方法的优劣，选择条件的效果，追踪提纯物质所在何种组分中，以及纯度和回收率，必须对所提纯的生物大分子随时进行分析鉴定，因此，在进行提纯以前，必须首先建立对生物大分子的相应分析鉴定方法，分离、纯化过程的每一步都对生物大分子的比活性（总活性除以蛋白量的值）、回收率（每一步骤所得总活性与第一步所得的总活性的百分比，设开始时的总活性为 100%）和提纯倍数（每步骤所得比活性与第一步所得的比活性的比值，设开始时为 1）进行测定。现以猪肝异柠檬脱氢酶的提纯过程为例，将提纯过程的各步骤列于表 1-2-2。

表 1-2-2　猪肝异柠檬酸脱氢酶的提纯

步骤	总体积（ml）	单位活力（U/ml）	总活性（U）	蛋白质浓度（mg/ml）	比活性（U/mg）	回收率（%）	提纯倍数
匀浆	7.00	2.85	19.95	35.5	0.08	100	1.00
氯仿抽提	5.80	3.60	20.88	19.2	0.19	1.05	2.34
盐析的上清液（透析）	1.50	11.25	16.88	21.4	0.53	84.50	6.36
DEAE 纤维素离子交换层析	2.38	3.82	9.09	1.00	38.2	45.5	47.7
磷酸钙层析	4.50	15.05	6.77	0.9	16.7	34.0	209
凝胶层析	5.20	0.98	5.10	2.15	45.6	25.5	570

从表 1-2-2 可知猪肝异柠檬酸脱氢酶被提纯了 570 倍，回收率是 25.5%。下面仅将生物大分子的分离、纯化过程的一些基本技术做一介绍。

一、盐析技术（salting out technique）

盐析方法是蛋白质和酶提纯工作应用最早，至今仍被广泛应用的方法，其原理是，蛋白质在高浓度的溶液中，随着盐浓度的逐渐增加，由于蛋白质水化膜和表面电荷被破坏，溶解度下降而从溶液中沉淀出来；各种蛋白质的溶解度不同，因而可利用不同浓度的盐溶液来沉淀分离各种蛋白质。在盐析时，蛋白质的溶解度与溶液中离子强度（本章第三节"电泳"技术）的关系可用下式表示：

$$\lg S/S_0 = -Ks \times I$$

式中，S_0 是蛋白质在纯水（离子强度 = 0）中的溶解度，S 为蛋白质在离子强度为 I 的溶液中的溶解度，Ks 为盐析常数。当温度和 pH 一定时，式中 S_0 仅取决于蛋白质性质，因此，对于同一蛋白质，在一定温度和 pH 时，S_0 是一常数。

$$设 \lg S_0 = \beta,$$

$$则：\lg S = \beta - Ks \times I$$

盐析常数 Ks 主要取决于盐的性质、盐的离子价数和离子平均半径，也和蛋白质的性质有关，不同的蛋白质在同一种盐溶液中的 Ks 值不同，Ks 值越大，盐析效果越好。从上面公式可知，在温度和 pH 一定的同一种盐溶液中，不同蛋白质有各自一定的 β 值和 Ks 值。可以通过改变盐的离子强度来分离不同的蛋白质，这种方法称为"Ks 分段盐析法"。对于同一种盐溶液，如果保持离子强度不变，通过改变温度和 pH 来改变 β 值，也可达到盐析分离的目的，这种方法称为"β 分段盐析法"。

盐析法提纯蛋白质时应考虑以下几个条件的选择。

（一）盐的种类

蛋白质盐析常用中性盐，主要有硫酸铵、硫酸镁、硫酸钠、氯化钠、磷酸钠等，应用最广泛的是硫酸铵。硫酸铵的优点如下：

（1）溶解度大。25℃时，硫酸铵的溶解度可达 4.1mol/L（541g/L），每升水可溶解 767g 之多，在这一高溶解度范围内，许多蛋白质和酶都可以被盐析沉淀出来。

（2）温度系数小。硫酸铵的溶解度受温度影响不大，例如，0℃时，硫酸铵溶解度仍可达到 3.9mol/L（515g/L），大约每升水可溶解 676g，若需在低温条件下进行酶的纯化，则应用硫酸铵是有利的。

（3）硫酸铵不易引起蛋白质变性。硫酸铵对很多种酶还有保护作用，且价格低廉，容易获得。硫酸铵的缺点是铵离子干扰双缩脲反应，为蛋白质的定性造成一定困难。

（二）盐的浓度

分段盐析法是通过改变盐的浓度达到分离目的，应该将盐的浓度准确地分步提高到各种蛋白质所需的浓度。盐的浓度常用饱和度表示，饱和溶液的饱和度定为 100%。调整硫酸铵溶液饱和度的方法有计算和查表两种。

1. 计算法　如 S_2 为所需达到的饱和度，S_1 为原来的饱和度，V 为达到所需饱和度的溶液体积，V_0 为原来的体积，则：

$$V = V_0 (S_2 - S_1) / (1 - S_2)$$

体积改变造成的误差小于 2%，可以忽略不计。

2. 查表法（表 1-2-3）　可以从表中直接查到将 1L 饱和度为 S_1 的浓度提高到饱和度为 S_2 时所需添加固体硫酸铵的重量（g）。

表 1-2-3　室温下由 S_1 提高到 S_2 时每升溶液加固体硫酸铵的克数

S_1 \ S_2	0.10	0.20	0.25	0.30	0.35	0.40	0.45	0.50	0.55	0.60	0.65	0.70	0.75	0.80	0.85	0.90	0.95	1.00
0	55	113	114	175	209	242	228	312	330	390	430	474	579	560	608	657	708	760
0.10		57	67	118	149	182	215	250	287	325	365	405	448	494	530	585	634	685
0.20			29	59	90	121	154	188	225	260	298	337	379	420	465	512	559	610
0.25				29	60	91	123	157	192	228	255	304	345	386	430	475	521	571
0.30					30	61	93	125	160	195	232	270	310	351	394	439	485	533
0.35						30	62	94	128	163	199	235	275	315	358	403	449	495
0.40							31	63	96	131	166	205	240	280	322	385	410	458
0.45								31	64	98	133	169	206	245	286	330	373	420
0.50									32	63	100	135	172	211	250	292	316	380
0.55										33	66	101	138	176	214	255	298	344
0.60											33	67	105	140	178	216	261	305
0.65												34	69	105	143	182	224	267
0.70													34	70	108	146	187	228
0.75														35	72	110	149	170
0.80															36	73	112	152
0.85																37	75	114
0.90																	37	76
0.95																		38

（三）pH

如前所述，β 值和溶液的 pH 有密切关系。当溶液的 pH 达到蛋白质等电点时，β 值最小，蛋白质的溶解度最低，最易从溶液中析出。因此在盐析时，应控制溶液的 pH 使之接近蛋白质的等电点。

（四）温度

温度对 β 值的影响不如 pH 显著，因此，对温度的要求不严格。低温主要是防止蛋白质变性和水解。

（五）蛋白质浓度

溶液中蛋白质浓度越高，盐析所需的盐饱和度越低，所以，盐析的蛋白质浓度不宜过低，但过高的蛋白质浓度也不合适，过高的蛋白质浓度会和其他杂蛋白产生共沉作用，影响纯度。

二、透析和超滤（dialysis and ultrafiltration）

（一）透析

透析是利用蛋白质等生物分子不能透过半透膜而进行纯化的一种方法。该方法是将含盐的生物大分子溶液装入透析袋内，将袋口扎好放入装有去离子水的大容器中，用搅拌方法使去离子水不断流动，经过一段时间后，透析袋内除大分子物质外，小分子盐类透过半透膜进入去离子水中，使膜内外的盐浓度达到平衡。如在透析过程中更换几次大容器中的去离子水，可以达到透析袋内溶液脱盐的目的。

脱盐透析是应用最广的一种透析方法，平衡透析也是常用的透析方法之一。平衡透析法是将装有生物大分子的透析袋放入装有一定浓度盐溶液或缓冲液的大容器中，经过透析使袋内外的盐浓度（或缓冲液 pH）一致，从而有控制地改变被透析溶液的盐浓度（pH）。

如将透析袋放入高浓度吸水性强的多聚物溶液中，透析袋内溶液中的水便迅速被袋外多聚物所吸收，从而达到袋内液体浓缩的目的，这种方法称为"反透析"。可用做反透析的多聚物有聚乙二醇（polyethylene glycol，PEG）、聚乙烯吡咯烷酮（polyvinyl pyrrolidone）、右旋糖苷、蔗糖等。

透析用的半透膜材料种类很多，如玻璃纸、火棉胶、动物膜、牛皮纸等都可以用来制作半透膜。商品透析膜为袋状。Union Carbide 公司透析袋规格见表 1-2-4。

表 1-2-4　Union Carbide 透析袋的渗透范围

型号	近似膨胀直径（湿）（cm）	可透过的分子量	不能透过的分子量
8DM	0.62	5 732	20 000
18DM	1.40	3 300	5 723
20DM	1.55	30 000	45 000
27DM	2.10	5 732	20 000
36DM	2 080	20 000	—

（二）超滤

超滤是一种加压膜分离技术，操作简便、成本低廉、分离效果好，且不引起温度、离子状态及相的变化，广泛应用于分离或浓缩各类蛋白质、酶、抗体、抗原等，亦可在食品工业、制药工业、三废处理等浓缩、脱盐及分级分离工序中应用。

超滤原理主要依赖于被分离物质分子量大小、形状和性质不同，在一定压力下，小分子能够通过具有一定孔径的特制薄膜，限额以上的大分子被膜阻留，使不同大小的分子得以分离。超滤器通常是封闭系统，有搅拌式装置（图 1-2-1）。

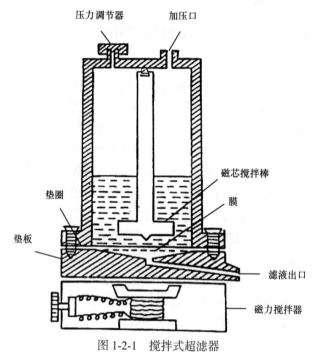

图 1-2-1　搅拌式超滤器

超滤在密封的容器中进行，外源压力使溶剂和小分子物质通过薄膜。超滤室中有磁芯搅拌棒，室外底部磁力搅拌器可带动搅拌棒缓慢转动，减小大分子物质在超滤膜上堆积，使滤速大大提高。超滤器由盖、筒身、筒底三部分组成。盖用金属或有机玻璃制成，上有加样孔和连接压缩气钢瓶的进气口，以螺旋结构和橡胶垫圈使盖和筒身密封，筒身和筒底用有机玻璃制成，筒身底部悬挂有磁搅拌，筒底有支持板，系由小孔的陶瓷矽芯、有机玻璃板或不锈钢板制成。支持板上放上所需超滤膜，筒身和筒底以螺旋结构和橡胶垫圈保持密封。

超滤器操作压力由氮气钢瓶经减压器从进气口供给，压力不大于 4kg/cm^2。国产超滤膜采用非纤维素成膜材料制成，具有十分疏松的支撑层及紧密的表层，透水性能快速，使用 pH 范围广，规格见表 1-2-5。

表 1-2-5　XHP 系列超滤膜规格

系列号	截留分子量	去离子水透过速度 ml/（min·cm²）（2kg/cm²）
03	3 000	0.06～0.15
05	5 000	0.20～0.30
1	10 000	0.35～0.60
2	20 000	0.35～0.80
3	30 000	0.35～0.85
5	50 000	0.80～1.00
10	100 000	0.80～1.20
15	150 000	1.20～1.40
20	200 000	1.40～1.80
50	500 000	1.80～2.20

三、减压浓缩及冷冻干燥

因为生物大分子通常遇热不稳定，极易变性，浓缩和干燥生物大分子不能用加热蒸发的方法，因此，减压浓缩和冷冻干燥便成为生物大分子制备过程中常用的浓缩干燥技术。低压冻干法是使蛋白质溶液在圆底烧瓶壁上冷冻，并同时在真空中使液体升华，以得到冷冻干燥的样品。通过冷冻干燥所得的产品除能保持生物大分子的天然性质，还具有疏松、易于溶解的特性，便于保存和应用，这是保存生物大分子最常用和最好的方法。

第二节　层　析　技　术

利用物质在静止相和移动相之间分配系数的差异，进行物质的分离和纯化的技术称为层析。

层析技术是近代生物化学实验中常用的分析方法之一。层析体系中一般由两种互不相溶的介质组成，一是固定于支持物上的静止相（又称为固定相）；另一是流经静止相的流动相。任何层析过程都是在这两个相中进行的，静止相多为固体，移动相多为液体。在这两相之间，被分离物质浓度不同，则发生多次分配，直到浓度平衡。在一定条件下（主要指温度），被分离物质在两相中浓度之商称为分配系数（Kd），公式如下：

$$Kd = C_m/C_s$$

C_m 为静止相中的浓度，C_s 为移动相中的浓度，Kd 是物质的特征性物理常数。由于样品中各组分理化性质（如溶解度、吸附能力、分子形状、分子所带电荷的性质和数量、分子表面的特殊基团分子量等）不同，表现出对静止相和流动相的亲和力各不相同，当混合物通过多孔的支持物时它们受静止相的阻力和受流动相的推力也不同，各组分移动速度各异，并在支持物上集中分布于不同的区域，从而使各组分得以分离。

利用生物大分子之间的不同分配系数，可采用多种柱层析法分离，但各种柱层析法的操作过程基本相似，均为在长柱中灌注静止相（如凝胶或树脂）制备层析柱，从柱顶部上样，用不同的缓冲液（流动相）洗脱，并利用生物大分子的紫外线吸收特性进行监测。

根据层析法中两相的性质和操作方法不同，层析法又可分为许多类型，现仅介绍几种常用的方法。

一、吸附层析

吸附作用是指某物质能够将溶质浓集在其表面的现象。吸附剂吸附能力的强弱与被吸附物质的化学构成、溶剂的本质和吸附剂的本质有关。当改变吸附剂周围溶剂成分时，吸附剂对被吸附物质的亲和力便发生变化，使被吸附物质从吸附剂上解脱下来，这一解脱过程称为"洗脱"或"展层"。

吸附层析（adsorption chromatography）是把吸附剂装入玻璃柱内（吸附柱层析法）或铺在玻璃板上（薄层层析法），由于吸附剂的吸附能力可受溶剂影响而发生改变，样品中的物质被吸附剂吸附后，用适当的洗脱液冲洗，改变吸附剂的吸附能力，使之解吸，随洗脱液向前移动，当解吸下来的物质向前移动时，遇到前面新的吸附剂又重新被吸附，此被吸附物质再被后来的洗脱液解脱下来。如此反复的吸附—解吸—再吸附—再解吸的过程，物质即可沿着洗脱液的前进方向移动。其移动速度取决于吸附剂对该物质的吸附能力，由于同一吸附剂对样品中各组分的吸附能力不同，所以在洗脱过程中各组分便会由于移动速度不同而逐渐分离开来，这就是吸附层析的基本过程。

实验中常用的固体吸附剂有氧化铝、硅酸镁、氢氧化钙、活性碳、蔗糖、纤维素和淀粉，常用的洗脱液有乙烷、苯、乙醚、氯仿，以及乙醇、丙酮或水与有机溶剂形成的各种混合物。吸附层析通常用于分离脂类、类固醇类、类胡萝卜素、叶绿素及它们的前体等非极性或极性不强的有机物。

值得提出的是，几乎所有的溶质对于所有的层析介质，即使是惰性的物质都有一定限度的吸附力，除吸附层析本身之外，吸附作用还或多或少地存在于所有其他类型的层析中。

二、分配层析

分配层析（parttion chromatography）是利用混合物中各组分在两相中分配系数不同而达到分离目的的层析技术，相当于一种连续性的溶剂抽提方法。

在分配层析中，固定相是极性溶剂（如水、稀硫酸、甲醇等），此溶剂能和多孔的支持物（常用的是吸附力小、反应性弱的惰性物质如淀粉、纤维素粉、滤纸等）紧密结合，使其呈不流动状态。流动相则是非极性的有机溶剂。分配系数

（α）是指在一定温度和压力条件下达到平衡时，物质在固定相和流动相两部分的浓度比值：分配系数（α）= 物质在固定相中的浓度/物质在流动相中的浓度。

在层析过程中，当有机溶剂流动相流经样品点时，样品中的溶质便按其分配系数部分地转入流动相向前移动。当经过前方的固定相时，流动相中的溶质就会再进行分配，一部分进入固定相。通过这样不断进行流动和再分配，溶质沿着流动方向不断前进，各种溶质由于分配系数不同，向前移动的速度也各不相同。分配系数较大的物质，由于分配在固定相多些，分配在流动相少些，溶质移动较慢；而分配系数较小的物质，流动速度较快，从而将分配系数不同的物质分离开来。

支持物质在分配层析中起支持固定的作用，根据其使用方式分为分柱层析和薄层层析两种。用滤纸作支持物的纸层析法是最常见的分配层析，实验中应选用厚度适当、质地均一、含金属离子（钙、铜、镁、铁等）尽量少的滤纸为支持物，滤纸中吸附着的水（含 20%～22%）是常用的固定相，酚、醇是常用的流动相，操作方法多采用垂直型：把欲分离的样品点于纸的一端，使流动相经此移动，这样就在两相间发生分配现象，根据样品中各组分的分配系数不同，它们就逐渐在纸上集中于不同的部位。各组分在滤纸上移动速率可用 Rf 值来表示：

Rf = 溶质层析点中心到原点中心的距离/溶剂前沿到原点中心的距离

在纸层析中，Rf 值的大小主要取决于该组分的分配系数，分配系数大者，移动速度慢，其 Rf 值也小；反之分配系数小者，Rf 值也大。因为每种物质在一定条件下对于一定的溶剂系统，其分配系数是一定的，Rf 值也恒定，因此可以根据 Rf 值对被分离的物质进行鉴定。

有时几种成分在一个溶剂系统中层析所得 Rf 值相近，不易分离清楚，这时可以在第一次层析后（将滤纸吹干）将滤纸转 90°角，再采用另一种溶剂系统进行第二次层析，往往可以得到较满意的分离效果，这种方法称为"双向纸层析法"，可以与一般的"单向纸层析"相区别。

三、离子交换层析

离子交换层析（ion-exchange chromatograqhy，IEC）是利用离子交换剂对需要分离的各种离子具有不同的亲和力（静电引力）的特点而达到分离目的的层析技术。离子交换层析的固定相是离子交换剂，流动相是具有一定 pH 和一定离子强度的电解质溶液。

IEC 的工作基础取决定带相反电荷颗粒之间的静电吸引，静电吸引是包括吸附、吸收、穿透、范德华力和静电引力在内的复杂过程，由于不同的分子携带不同的电荷，与离子交换剂的亲和能力不同，混合物中的不同分子根据其所携带净电荷的性质及总数按先后顺序依次洗脱，达到分离的目的。

离子交换层析主要用于蛋白质、多肽的分离。核酸也是强极性分子，用离子交换层析，也能得到很好的分离效果。

　　离子交换剂是具有酸性或碱性基团的不溶性高分子化合物。这些带电荷的酸性或碱性基团与其母体以共价键相连，这些基团所吸引的阳离子或阴离子可以与水溶液中的阳离子或阴离子进行可逆地交换。根据可交换离子性质将离子交换剂分为两大类：阳离子交换剂和阴离子交换剂。

　　根据离子交换剂的化学本质，可将其分为离子交换树脂、离子交换纤维素和离子交换葡聚糖等多种。

　　离子交换树脂是人工合成的高分子化合物，生化实验中所用的离子交换树脂多为交联聚苯乙烯衍生物。离子交换树脂多用于样品去离子、从废液中回收所需的离子和水处理等，由于它可使不稳定的生物大分子变性，故不适用于生物样品进行分离。

　　离子交换纤维素可用于生物大分子的分离，其缺点是分子形态不规则，孔隙不均一，对要求非常严格的试验，分离效果尚不够满意。

　　较为理想的离子交换剂是离子交换葡聚糖凝胶和离子交换琼脂糖凝胶，它们颗粒整齐、孔径均一，往往能得到较为满意的分离效果。根据所带酸性及碱性功能团的不同和解离能力的差异，交换剂又可进一步分为强酸型、弱酸型、强碱性和弱碱型四类。常见离子交换剂类型及其功能基团见表 1-2-6。

表 1-2-6　常见离子交换剂的类型及其功能基团

类型		商品名	功能基团
阳离子交换树脂	强酸型	732	磺酸基 $—SO_3^-$
		Dowex 50	
		IR-120	
		Zerolit 225	
	弱酸型	101	羧基 $—COO^-$
		IRC-150	
		Zerolit 226	
阴离子交换树脂	强碱型	717/711	季胺基 $—N^+R_3$
		Dowex 1、2	
		Zerolit FF	
		IRA-400	
	弱碱型	310	伯胺基 $—N^+H_2$
		Dowex 3	
		IR-4B	仲胺基 $—N^+HR$
		Zerolit H	叔胺基 $—N^+R_2$
阳离子交换纤维素	强酸型	磷酸纤维素（P）	磷酰基 $—O-PO_3^{2-}$
		磺甲基纤维素（SM）	磺甲基 $—O-CH_2-SO_3^-$
		磺乙基纤维素（SE）	磺乙基 $—O-CH_2-CH_2-SO_3^-$
	弱酸型	羧甲基纤维素	羧甲基 $—O-CH_2-COO^-$

续表

类型		商品名	功能基团
阴离子交换纤维素	强碱型	三乙基氨基乙基纤维素（TEAE）	三乙基氨基乙基 —O-CH$_2$-CH$_2$-NH$^+$-（CH$_2$-CH$_3$）$_3$
		二乙基氨基乙基纤维素（DEAE）	二乙基氨基乙基 —O-CH$_2$-CH$_2$-NH$^+$-（CH$_2$-CH$_3$）$_2$
	弱碱型	氨基乙基纤维素（AE）	氨基乙基 —O-CH$_2$-CH$_2$-NH$_3$
阳离子交换葡聚糖凝胶	强酸型	SE-Sephadex C25	磺乙基 —O-CH$_2$-CH$_2$-SO$_3^-$
		SE-Sephadex C50	
		Sp-Sephadex C25	磺丙基 —O-CH$_2$-CH$_2$-CH$_2$-SO$_3^-$
		Sp-Sephadex C50	
	弱酸型	CM-Sephadex C25	羧甲基 —O-CH$_2$-COO$^-$
		CM-Sephadex C50	
阴离子交换葡聚糖凝胶	强碱型	QAE-Sephadex A25	二乙基（α-羟丙）氨基乙基
		QAE-Sephadex A50	—O-CH$_2$-CH$_2$-N$^+$- CH$_2$-CH-CH $\Big\langle\begin{smallmatrix}CH_2CH_2\\CH_2CH_3OH\end{smallmatrix}$
	弱碱型	DEAE-Sephadex A25	
		二乙基氨基乙基	—O-CH$_2$-CH$_2$-N$^+$H $\Big\langle\begin{smallmatrix}CH_2CH_3\\CH_2CH_3\end{smallmatrix}$
		DEAE-Sephadex A50	

离子交换层析的基本过程（图1-2-2）是：离子交换剂经适当处理装柱后先用酸或碱处理（视具体情况可用一定pH的缓冲液处理），使离子交换剂变成相应的离子型（阳离子交换剂带负电荷吸引相反离子H$^+$，阴离子交换剂带正电荷并吸引相反离子OH$^-$），加入样品后，样品与交换剂所吸引的离子（H$^+$或OH$^-$）进行交换，样品中待分离物质便通过电价键吸附于离子交换剂上面；然后用不会改变交换剂对样品离子亲和状态的溶液（如起始缓冲液）充分冲洗使未吸附的物质洗下。洗脱待分离物质常用两种方法：一是制作电解浓度梯度，即离子强度梯度，通过不断增加离子强度，吸附到交换剂上的物质根据其静电引力的大小而不断竞争性地解脱下来；二是制作pH梯度，进而影响样品中物质的电离能力，也使交换剂与样品离子的亲和力下降，当pH接近样品离子的等电点时，该离子就会被解脱下来。在实际工作中，制作的离子强度梯度和pH梯度可以是连续的（称为梯度洗脱），也可是不连续的（称为阶段洗脱）。一般来讲，前者分离的效果比后者理想，梯度洗脱需要梯度发生器来制造离子强度梯度或pH梯度，最简单的梯度发生器由两个容器组成，两个容器之间以连通管相连接，与出口连接的容器装有搅拌装置，内盛起始洗脱液，此洗脱液代表开始洗脱的离子强度（或起始pH）；另一容器内盛有终末洗脱液，此洗脱液代表洗脱的最后离子强度（或最后pH）。在洗脱过程中，由于终末洗脱液不

断进入起始洗脱液中，并不断被搅拌均匀，所以流出的洗脱液成分不断地由起始状态演变成连续的梯度变化。

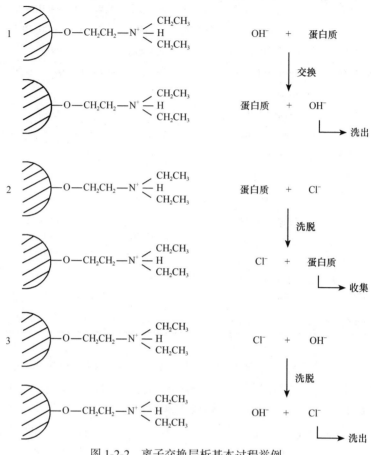

图 1-2-2　离子交换层析基本过程举例

四、凝胶过滤

凝胶过滤（gel filtration）又称为排阻层析或分子筛层析，是利用具有一定口径范围的多孔凝胶的分子筛作用对生物大分子进行分离的层析技术。凝胶过滤柱由不同材料、不同孔径的凝胶灌制而成，可发挥分子筛的作用。当样品随流动相经过由凝胶组成的固定相时，大于凝胶孔径的分子不能进入凝胶孔内，即凝胶被胶孔排阻，只能在胶外颗粒之间的空隙中流动和分配，流经路程短，所以首先洗脱出层析柱；小于凝胶孔的分子进入凝胶孔内，在凝胶内外分配，在凝胶粒内部穿行，流经路程长，移动速度慢，滞后流出。由于这种分子筛效应，大小不同的分子得以分离，洗脱顺序与分子量成正比（图 1-2-3）。固定相的网孔对不同分子量的样品具有不同的阻滞作用，使之以不同的速度通过凝胶柱，从而达到分离的目的，凝胶过滤又因此得名"分子筛层析"和"凝胶排阻层析"。

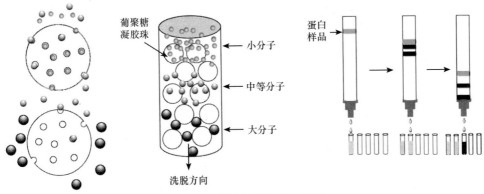

图 1-2-3　凝胶过滤的基本原理

在实际工作中，对于同一个凝胶柱来说，各种分子量的物质有其固定洗脱体积。因此，准确掌握凝胶柱的一些基本因素是十分有益的。

凝胶柱的总体积（Vt）为凝胶颗粒之间空隙的体积（V_0）、凝胶颗粒网眼内的体积（Vi）和凝胶颗粒基质本身的体积（Vr）的总和：

$$Vt = V_0 + Vi + Vr$$

由于凝胶颗粒基质本身体积很小，常可以忽略不计，故：

$$Vt \approx V_0 + Vi$$

如果被分离的物质分子量很大，完全不能进入网孔内，那么它从柱上洗脱下来（小样品时以洗脱峰为准），所需的洗脱液体积（Ve）就等于颗粒间隙的体积（V_0），即 $Ve = V_0$；如果被分离物质的分子量极小，可以非常自由地通过网孔进出凝胶颗粒，那么它的洗脱体积就等于颗粒内和颗粒间隙体积的总和，即 $Ve = V_0 + Vi$；如果分子量位于以上两者之间，其洗脱体积也位于 V_0 和 $V_0 + Vi$ 之间。可见分子量大小不同的物质，其洗脱体积不同，从而可以用于物质的分离；另外，如果在已知分子量标准物质作对照的条件下，就可以根据洗脱体积来估计待测物质的分子量（图 1-2-4）。

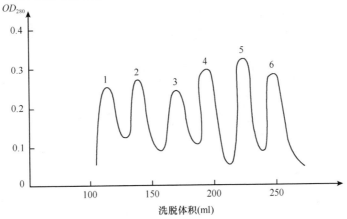

图 1-2-4　几种分子量不同的标准物质凝胶过滤图

凝胶过滤除用于生物大分子的分离、分子量测定外，还可用于提纯、脱盐和复合物成分分析等。

Sephadex G200（超细）柱 2.6cm×70cm，洗脱液为 0.05N 磷酸钾缓冲液，内含 0.1M NaCl、0.02%NaN₃，流速 1ml/ min。1. 过氧化氢酶（210 000）；2. 醛缩酶（158 000）；3. 牛血清蛋白（67 000）；4. 卵清蛋白（43 000）；5. 糜蛋白酶原 A（25 000）；6.核糖核酸酶 A（13 7000）

适用于做凝胶过滤的材料有多种，常用的有葡聚糖凝胶（Sephadex）、琼脂糖凝胶（Sephrose）、烯丙基葡聚糖（Allyl dextran）、N，N′-亚甲双丙烯酰胺共价交联物（Sephacryl）和聚丙烯酰胺凝胶（Biogel-P）等。现择要简介如下：

葡聚糖凝胶：由右旋葡聚糖在氯醇催化下交联而成，亲水性强，在水中迅速吸水而膨胀，在碱、弱酸中稳定，可高压灭菌。交联度不同，则凝胶孔径不同，排阻值也不同。根据分离物质的分子量，可查阅相应手册，选择适当型号的葡聚糖凝胶。如葡聚糖凝胶 G-50 的分离分子量范围（排阻值）为 1500～30 000。

琼脂糖凝胶：又称为生物凝胶 A（Biogel-A），琼脂糖溶液冷却后，通过分子间氢键，自发凝集成束，形成稳定的珠状凝胶。琼脂糖凝胶稳定性较差，工作pH 范围为 4～9，40℃以上易老化，不能高压和冰冻；其机械强度取决于琼脂糖的含量；有 2B、4B、6B 三个级别，含琼脂糖的浓度分别为 2%、4%、6%。琼脂糖凝胶结构开放，排阻极限比葡聚糖凝胶 G-50 大，分离范围广泛，适用于DNA 大片段分离。

N，N′-亚甲双丙烯酰胺共价交联物：凝胶为两种分子的共价连接结构，颗粒坚硬，可用于有机溶剂洗脱。工作 pH 为 3～11。①用于分离、纯化生物大分子，如 DNA 分离；②分级分离，如核酸样品脱盐，去除迹量酚，更换缓冲液，去除小分子 dNTP 等；③溶液浓缩：将 N，N′-亚甲双丙烯酰胺共价交联物干粉直接加至溶液中 1 min 后离心去除凝胶，不但可使溶液浓缩，而且还可吸附去除溶液中的小分子；④细胞及病毒分离：包括不同大小病毒颗粒的分离，人血红细胞、血小板制备与分离，去除淋巴细胞中的单核细胞等。

现将常用凝胶的种类和某些应用数据列于表 1-2-7 及表 1-2-8。

表 1-2-7 葡聚糖凝胶种类和规格

型号	分离蛋白质的分子量范围	吸水量（g 水/g 凝胶）	柱床体积（ml/g 凝胶）	最小溶胀时间（室温）	沸水浴（h）
G-10	0～700	1.0	2	3	1
G-15	700～1 500	1.5	3	3	1
G-25	1 000～5 000	2.5	5	6	2
G-50	1 500～30 000	5.0	10	6	2
G-75	3 000～70 000	7.5	12～15	24	3

续表

型号	分离蛋白质的分子量范围	吸水量（g 水/g 凝胶）	柱床体积（ml/g 凝胶）	最小溶胀时间（室温）	沸水浴（h）
G-100	4 000～150 000	10.0	15～20	72	5
G-150	5 000～400 000	15.0	20～30	72	5
G-200	5 000～800 000	20.0	30～40	72	5

表 1-2-8　琼脂糖凝胶、聚丙烯酰胺凝胶种类和所分离物质的分子量

商品名	型号	分离物质的分子量
Sepharose	6B	4×10^6
	4B	$1 \times 10^4 \sim 2 \times 10^7$
	2B	$1 \times 10^4 \sim 4 \times 10^7$
Biol-Gel	P-2	400～1 800
	P-4	800～4 000
	P-9	1 000～6 000
	P-10	1 500～20 000
	P-30	2 500～40 000
	P-60	3 000～60 000
	P-100	5 000～100 000
	P-150	15 000～150 000
	P-200	30 000～200 000
	P-300	60 000～400 000

　　各种凝胶的共同特点是化学性质稳定，不带电荷，与待分离物质吸附力很弱，不影响待分离物质的生物活性，样品回收率可达 100%。凝胶过滤有操作简便、凝胶柱不经特殊处理便可反复使用等特点，是近年来广泛应用的生化技术之一。

五、亲和层析

　　利用生物大分子之间的特异亲和力进行分离的层析方法称为亲和层析（affinity chromatography）。亲和层析法是近年来广为重视并得到迅速发展的提纯、分离方法之一。许多物质都具有和某化合物发生特异性可逆结合的特性，例如，酶与辅酶或酶与底物（或产物或竞争性抑制剂等）、抗原与抗体、激素与受体、维生素与结合蛋白、凝集素与多糖（或精蛋白、或细胞表面受体）、核酸与互补链（或组蛋白、或核酸多聚酶、或结合蛋白），以及细胞与细胞表面特异蛋白（或凝集素）等。亲和层析法就是利用化学方法将可与待分离物质（称为配基）可逆性特异结合的化合物（称为配体）连接到某种固相载体上，并将载有配

体的固相载体装柱，当待提纯的生物分子通过此层析柱时，此生物分子便与载体上的配体特异地结合而留在柱上，其他物质则被冲洗出去；然后再用适当方法使这种生物分子从配体上分离并洗脱下来，从而达到分离提纯的目的（图 1-2-5）。

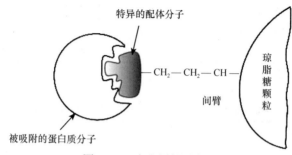

图 1-2-5　亲和层析示意图

亲和层析应具备以下三个条件。

1. 配体　是亲和层析的关键，配体一端一般通过间臂与凝胶共价连接，另一端与被分离分子可逆地、专一地非共价结合，在适当情况下进行洗脱，可使被分离分子达到较高纯度。

2. 间臂　在配体与凝胶之间通过 1 个适当长度的物质相连接，这种物质称为间臂，它的功能是减小空间位阻效应，提高亲和反应和分离的功效。

3. 载体　即连接有间臂和配体的载体，常用 Sepharose 4B 作为支持物，其分子上较多的羟基往往是配体共价连接的位点，亲和层析由于配体与待分离物质进行特异性结合，所以分离提纯的效率极高，提纯度可达几十倍，是目前最为理想的提纯方法。亲和层析还可用来从变性的样品中提纯出其中未变性部分，从大量污染的物质中提纯量所需的成分，从极稀薄的溶液中浓缩溶质。

亲和层析所用的载体和凝胶过滤所要求的凝胶特性相同，即化学性质稳定、不带电荷、吸附能力弱、网状疏松且机械强度好不易变形。保障流速的物质，聚丙烯酰胺凝胶颗粒、葡聚糖凝胶颗粒及琼脂糖凝胶颗粒都可用，其中以琼脂糖凝胶 4B 型应用最广泛。亲和层析的关键是设法选择合适的配体并将此配体与载体连接起来，形成稳定的共价键，这需要在实际工作中根据需要加以选择和试验。

亲和层析应用广泛，主要用于蛋白质，特别是酶的纯化，以及抗原或抗体的提取与纯化；除此之外，亲和层析还可用于重组蛋白特别是含标签的重组蛋白的分离纯化。亲和层析对于核酸分子纯化常用于含 polyA 尾的 mRNA 分离，将寡聚 dT 或 U 偶联固定于纤维素或琼脂糖（Sepharose 4B）等固相载体上，利用 A-dT 或 A-U 之间的碱基配对，纯化含 polyA 尾的 RNA 分子（mRNA），也可用于纯化与 mRNA 分子互补的 DNA 单链。

六、反相层析

反相层析（reverse phase chromatography，RPC）的静止相中富含非极性基

团（如烃类）移动相用的强极性溶剂（如水、醇），反相层析的介质材料耐压，故可以在高压液相层析仪上使用。

在反相层析核酸分离纯化中，多用含疏水基团的阴离子交换体，它是将季铵盐溶于有机溶剂，然后包涂于硅藻上或聚四氟乙烯类颗粒外形成膜，如 RPC-1 的外层是二甲基二月桂氯化铵，RPC-2 是三辛甲基氯化铵，其中 RPC-5 效果最佳。层析时，携带负电荷多，碱基暴露好的核酸分子与柱介质外膜上的负电荷基团结合力强，难洗脱，反之易洗脱，故 RPC 本质上是一种特殊的离子交换层析。

RPC 在核酸分离中应用非常广泛：①分离 tRNA，可分离同一氨基酸 tRNA 的几种异构体。②分离不同大小的寡核苷酸，对 10～130bp 的 polyA，可将相差 1 个核苷酸的不同片段分离开，并且回收率高。③分离 DNA 内切酶酶切片段，可分离相差 4 个碱基对的片段。若 DNA 分子大小相同，富含 GC 的片段比富含 AT 的片段易洗脱，平末端比黏末端易洗脱。④分离双链 DNA 的互补链，RPC 可大量分离 70～4000bp 的双链 DNA 的两条互补链。

第三节　电泳技术

一、基本原理

（一）基本概念

电泳（electrophoresis）是指溶液中带电粒子在电场中向相反电荷电极方向移动的现象。电泳技术广泛应用于蛋白质、核酸和氨基酸等物质的分离和鉴定。

根据有无固体或介质支持物，可将电泳分为两大类：界面电泳和区带电泳。界面电泳是指在溶液中进行的电泳。当溶液中有几种带电粒子时，通电后由于不同种类粒子泳动速度快慢不同，在溶液中形成很多界面。此法界面形成不完全，互相重叠，不易得到纯品，且分离后又极易扩散，不易收集。区带电泳是指在支持物上进行的电泳。支持物将溶液包绕在其网孔中，防止溶液自由移动。由于区带电泳通电后各种带电粒子可以形成许多锋利的区带，故其电泳分离效果远比界面电泳的分离效果好，根据支持物的不同，区带电泳又可以分为许多种。

（二）原理

带电粒子在电场中的泳动速度（migration velocity）常用泳动率（又称为迁移率，mobility）来表示。泳动率是带电荷颗粒在一定电场强度下，单位时间内，在介质中的迁移距离，可用以下公式计算：

$$泳动率（M）= v/E =（d/t）/（U/l）= dl/Ut$$

式中，d 为泳动距离，t 为通电时间，l 为支持物有效长度，U 为支持物 l 长度的端电压。其中泳动距离 d（cm）除以电泳时间 t（s 或 min）是泳动速度 V（cm/s 或 cm/min）；电压 U 除以支持物的长度 l 为电场强度 E 单位（V/cm）；为泳动率的单位是 $cm^2/（V·s）$ 或 $cm^2/（V·min）$。泳动率与样品分子所带的电荷密度、电场中的电压及电流成正比，与样品的分子大小、介质黏度及电阻成反比。不同大小的带电分子具有不同的泳动率，在不同的介质条件下又具有不同的分辨效率。

设一带电粒子在电场中所受的力为 F，F 的大小取决于粒子所带电荷（Q）的多寡和电场强度的大小，即：

$$F = QE$$

又根据 Stokes 定律，一球形粒子运动时所受到的阻力与粒子运动的速度 v、粒子的 r 和介质的黏度 η 成正比，其相互关系表示如下：

$$F' = 6\pi r\eta V$$

当 $F = F'$，即达到平衡状态时：

$$QE = 6\pi r\eta V \text{ 或 } V/E = Q / (6\pi r\eta)$$

v/E 是粒子的泳动率 M，所以：

$$M = Q / (6\pi r\eta)$$

不论何种电泳，带电粒子在电泳中的泳动率都与自身所带电荷成正比，与粒子的半径和介质的黏度成反比。从公式可知，两个带电荷相等的分子在相同条件下电泳，分子半径小者泳动率大于分子半径大者；两个半径相同的分子在相同条件下电泳，分子带电荷多者泳动率大于分子带电荷少者。

二、影响电泳的因素

影响电泳的因素包括带电粒子的形状、支持物本身的带电状况和化学性质、介质的浓度、离子强度、pH、黏度、电场的电压和电流强度等。现将主要影响因素介绍如下。

1. 电泳介质的 pH 电泳介质一般是缓冲液。缓冲液的作用是保证带电分子能在稳定的 pH 环境中电泳。缓冲液的 pH 决定带电分子所带净电荷的性质和数量。蛋白质、氨基酸是两性电解质，缓冲液的 pH 大于它们的等电点时，分子带负电，向阳极端泳动；缓冲液的 pH 小于其等电点时，分子带正电，向阴极端泳动。缓冲液的 pH 等于等电点时，分子处于等电状态，不移动。由于血清蛋白质的等电点多为 pH 4～6，因此，分离血清蛋白质时常用 pH 8.6 的巴比妥缓冲液或三羧甲基氨基甲烷（Tris）缓冲液。

2. 缓冲液的离子强度 离子强度表示溶液中电荷数量。它对电泳的影响是：离子强度低，电泳速度快，分离区带不清晰；离子强度高，电泳速度慢，区带分离清晰。如离子强度过低，缓冲液的缓冲量小，不易维持 pH 的恒定；离子强度过高，则降低蛋白质的带电量（压缩双电层）使电泳速度减慢。缓冲液的常用离子强度为 0.02～0.2。

溶液离子强度可用下式计算：

$$I = 1/2\sum C_i Z_i^2$$

式中 I 为离子强度，C_i 为离子克分子浓度（指离子浓度而言），Z_i 为离子价数举例：0.154mol/L 氯化钠（NaCl）溶液的离子强度为：

$$I = 1/2 （0.154 \times 1^2 + 0.154 \times 1^2） = 0.154$$

0.1mol/L 硫酸锌（ZnSO₄）溶液的离子强度为：

$$I = 1/2 （0.1 \times 2^2 + 0.1 \times 2^2） = 0.4$$

3. 电渗（electron osmosis） 电渗是电场中液体对于固体支持物的相对移动，或者说液体向分离物质泳动相反方向移动的现象，电渗是支持物带电荷所引起的。有些支持物具有较强的电渗现象，纸上电泳所用的滤纸中纤维素带有负电荷，琼脂由于多量硫酸根的存在而具有较强的酸性，这些支持物可使水感应产生正电离子（H₃O⁺）。由于支持物是固定的，在电场中 H₃O⁺离子则向阴极移动（图 1-2-6）并携带缓冲液中的盐类和一些待分离的物质一起移向阴极。

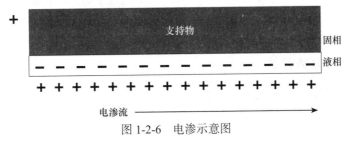

图 1-2-6 电渗示意图

由于电渗现象与电泳同时存在，所以带电粒子的移动距离也受到电渗的影响，又因电渗方向与电泳方向相反，所以电泳的实际距离等于电泳距离减去电渗距离。电渗有时严重影响电泳分离的效果，如用琼脂分离血清蛋白质，球蛋白可因电渗的影响向其电泳相反的方向移动。电泳造成的移动距离可以用不带电的有色污染料或蓝色葡聚糖点在支持物中心，以观察电渗方向和距离。

电渗虽然对电泳分离有一定影响，但对流免疫电泳却又是根据电渗这一原理设计的。在琼脂板上，抗原由于电场对其电泳作用大于电渗作用而向前泳动，抗体由于电场对其电泳作用小于电渗作用而向电泳相反方向移动，于是抗原抗体可以相遇出现沉淀线（图 1-2-7）。

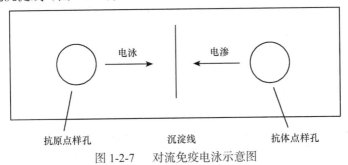

图 1-2-7 对流免疫电泳示意图

4. 电场强度 虽然电场强度与带电粒子移动距离呈正比作用，但电压升高的同时，电流也增加，产生的热量也增高，产热可使分离的蛋白质变性而不能进行有效的分离，发热引起介质中水分的蒸发过多，增加支持物的离子强度，改变 pH 及引起虹吸现象（电泳槽内液体被吸到支持物上面）等，都会影响物质的分离，所以在高压电泳（电场强度大于 50V）时常需加用冷却装置。

三、电泳装置

根据不同的需要，可以选择不同的电泳装置。总的来说，电泳装置应包括电泳仪（电源）、电泳槽（水平式、垂直式、盘状等）及灌胶模具等部分。

1. 电源　200V 电压、200mA 直流电的电源，即可满足除核酸序列分析以外的常用电泳实验。电源还要求具备恒压功能。

2. 电泳槽　水平式电泳槽几乎为当今所有琼脂糖凝胶电泳所采用，具有以下优点：灌胶、制板、加样等操作方便；可制备不同大小的凝胶；凝胶机械压力小，即使低浓度的琼脂糖凝胶也不易碎裂；廉价耐用。垂直式电泳槽多用于聚丙烯酰胺凝胶，前后凝胶板最好是玻璃的，因为有机玻璃对丙烯酰胺的聚合有抑制作用。

四、常用电泳技术

（一）醋酸纤维素薄膜电泳

醋酸纤维薄膜电泳（cellulose acetate membrane electrophoresis）是利用醋酸纤维素薄膜作固体支持物的电泳技术，和纸上电泳相似，是在其基础上发展起来的。醋酸纤维薄膜电泳具有比纸电泳电渗小、分离速度快、样品用量少（可少于 10μl），而分离度高、分离清晰等优点。因此，自从 1956 年 Kohn 首次用此法以来，纸上电泳已逐渐被取代。醋酸纤维薄膜电泳除比琼脂电泳、淀粉胶电泳和聚丙烯酰胺凝胶电泳操作简便外，还有一显著优点，印染色后的薄膜可用乙醇、冰醋酸溶液浸泡，成为透明薄膜，便于保存和定量分析。

醋酸纤维素薄膜可用于血清蛋白电泳、脂蛋白电泳、同工酶电泳、甲种胎儿球蛋白（AFP）电泳、血红蛋白电泳及免疫电泳等。

（二）琼脂和琼脂糖凝胶电泳（agar and agarose gel electrophoresis）

琼脂是从红色海藻中提取出来的多聚糖复合物，多聚糖都有相同的多糖骨架，骨架上含有不同的取代基，如硫酸脂基、甲氧基、丙酮酸基、羧基等，这是琼脂有较严重电渗现象的原因。琼脂糖是含取代基最少的一种多糖，所以它的电渗作用远小于琼脂。

琼脂和琼脂糖很容易制成各种形状的凝胶，容易掌握，容易储存，一般琼脂应用 1%～1.5%浓度的凝胶，琼脂糖则多用 1%的凝胶，凝成的均一性好、牢固、透明、富于弹性、容易固定和干燥，可制成清晰的干膜。

琼脂和琼脂糖凝胶的浓度低、网孔大、液体多，所以琼脂电泳和琼脂糖电泳近似自由电泳，受固体支持物影响小、电泳速度快、区带整齐，分辨率高。

琼脂电泳和琼脂糖电泳多用于脂蛋白、核酸的分离和免疫电泳研究。

商品琼脂糖纯度不足，污染有其他多糖、盐及蛋白质。批号、厂家不同的琼脂糖，杂质含量不同。这些差异影响 DNA 的迁移及从凝胶中回收的 DNA 作为酶促反应底物的能力。由于过去 10 多年里对琼脂糖的要求大大提高，现在大多数厂商都制备有特殊级别的琼脂糖，这些产品筛除了抑制物和核酸酶，而且用溴化乙锭染色后，荧光背景最小。

有些厂商也销售经化学修饰的琼脂糖，这些琼脂糖的凝固点和熔点较低，但凝固后凝胶的强度并无明显下降。这些经化学修饰后的琼脂糖主要用于 DNA 制备的电泳和 DNA 的限制酶原位消化。

琼脂糖凝胶的制备是将琼脂糖在所需缓冲液中熔化成清澈、透明的溶液。然后将熔化液倒入胶模中，凝固后，琼脂糖形成固体基质。基质孔径取决于琼脂糖的浓度。通贯凝胶的电场接通后，在中性 pH 下带负电荷的 DNA 向阳极迁移。迁移速率由许多参数确定，这些参数将在下面讨论。

琼脂糖凝胶的分辨能力要比聚丙烯酰胺凝胶低，但其分离范围较广。用各种浓度的琼脂糖凝胶可以分离长度为 200bp 至近 50kb 的 DNA。琼脂糖凝胶通常采用水平装置在强度和方向恒定的电场下电泳。长度达 10 000kb 的更大的 DNA 可以通过电流方向呈周期性变化的脉冲电场凝胶电泳进行分离。

影响琼脂糖凝胶 DNA 迁移速率的因素如下：

1. DNA 分子大小 线状双链 DNA 分子在电场中以其一端指向电场一极，在凝胶基质中其迁移速率与碱基对数目以 10 为底的对数值成反比。分子越大，则摩擦阻力越大，也越难在凝胶孔隙中蠕行，因而迁移得越慢。

2. 琼脂糖浓度 一个给定大小的线状 DNA 片段，其迁移速率在不同浓度琼脂糖中各不相同。DNA 电泳迁移率（μ）的对数与凝胶浓度（τ）呈线性关系，可用下式表示：

$$\lg\mu = \lg\mu_0 - Kr\tau$$

其中，μ_0 为 DNA 的自由电泳迁移率；Kr 是回归系数，是一个与凝胶的性质、迁移分子的形状和大小有关的常数。因此，采用不同浓度的凝胶有可能分辨范围广泛的 DNA 分子（表 1-2-9）。

表 1-2-9 含不同浓度的琼脂糖凝胶的分离范围

凝胶中的琼脂糖含量[%（W/V）]	线状 DNA 分子的有效分离范围（kb）
0.3	5～60
0.6	1～20
0.7	0.8～10
0.9	0.5～7
1.2	0.4～6
1.5	0.2～3
2.0	0.1～2

3. DNA 构象 分子量相同的超螺旋环状（Ⅰ型）、带切口环状（Ⅱ型）及线状（Ⅲ型）DNA 通过凝胶时速度不一，这三种 DNA 相对迁移率主要取决于凝胶的琼脂糖浓度，但也受所用电流强度、缓冲液的离子强度及Ⅰ型 DNA 超螺旋度的影响。在某些条件下，Ⅰ型 DNA 迁移率比Ⅲ型 DNA 快；在另一些条件下，则恰恰相反。

确切鉴定不同构象 DNA 的方法是，在不断增加溴化乙锭用量的情况下进行电泳，随着溴化乙锭浓度的增加，更多的染料结合到 DNA 上，Ⅰ型分子的负超螺旋逐渐解开，其分子半径增加，迁移速率减少。达到游离染料的临界浓度时，不再有超螺旋，Ⅰ型 DNA 的迁移率达最小值。继续增加溴化乙锭，便形成正超螺旋，DNA 分子变得更加致密，迁移速率迅速增加。同时，由于电荷的中和，也由于溴化乙锭赋予 DNA 较大的刚性，Ⅱ型和Ⅲ型 DNA 的迁移速率有不同程度的减少。对于绝大多数Ⅰ型 DNA 制品而言，游离溴化乙锭的临界浓度介于 $0.1 \sim 0.5 \mu g/ml$。

4. 电压 在低电压时，线状 DNA 片段的迁移速率与所加电压成正比，但是，随着电场强度的增加，高分子量 DNA 片段的迁移率将以不同的幅度增长。因此，随着电压的增加，琼脂糖凝胶的有效分离范围缩小。要使大于 2kb 的 DNA 片段的分辨率达到最大，则琼脂糖凝胶上所加电压不应超过 5V/cm。

5. 电场方向 如果电场方向保持不变，则长于 50kb 以上的 DNA 分子在琼脂糖凝胶上的迁移速率相同。但是，如果电场方向呈周期性改变，则 DNA 分子被迫改变路径。由于 DNA 分子越大，为适应新的电场方向而重新排列所需的时间就越长，故可以通过脉冲电场凝胶电泳来分辨极大的 DNA 分子（达到 10 000kb）。

6. 碱基组成与温度 DNA 在琼脂糖凝胶中的电泳行为受 DNA 的碱基组成或凝胶电泳温度的影响不明显。因此，在琼脂糖凝胶电泳中，不同大小的 DNA 片段的相对迁移率在 4℃与 30℃之间不发生改变。琼脂糖凝胶电泳一般在室温下进行。但是，浓度低于 0.5%的琼脂糖凝胶和低熔点琼脂糖凝胶较为脆弱，最好在 4℃下电泳。此时它们强度较大。

7. 嵌入染料的存在 荧光染料溴化乙锭用于检测琼脂糖和聚丙烯酰胺凝胶中的 DNA，它会使线状 DNA 的迁移率降低 1.5%。染料嵌入到堆积的碱基对之间，并拉长线状和带切口的环状 DNA，使其刚性更强。

溴化乙锭是致癌剂，操作时应小心，所有含有溴化乙锭的溶液在弃置前应当进行净化处理。

8. 电泳缓冲液的组成 电泳缓冲液的组成及其离子强度影响 DNA 的电泳迁移率。在没有离子存在时（如凝胶中不慎未加缓冲液），电导率最小，即使 DNA 能移动，也很慢。在高离子强度的缓冲液中（如误加了 10×电泳缓冲液），电导很高并明显产热。最坏的情况是引起凝胶融解而 DNA 发生变性。

有几种不同的缓冲液可用于天然双链 DNA 的电泳。这些缓冲液含 EDTA（pH8.0）和 Tris-醋酸（TAE）、Tris-硼酸（TBE）或 Tris-磷酸（TPE），其浓度约为 50mmol/L（pH 7.5～7.8）（表 1-2-10）。电泳缓冲液通常配制成浓缩液，储存于室温下。

最常用的缓冲液是 TAE。但它的缓冲容量相当低，长时间电泳会使其缓冲容量丧失殆尽（阳极呈碱性，阴极变成酸性）。在进行高压、长时间电泳时，更新缓冲液或在两槽之间进行缓冲液循环是可取的。TPE 和 TBE 比 TAE 成本稍高，但它们的缓冲容量明显较高。双链线状 DNA 片段在 TAE 中的迁移速率比在 TBE 或 TPE 中快将近 10%，但这些系统的分辨能力几乎相同，只是超螺旋 DNA 在 TAE 中的分辨率要比在 TBE 中好。

最常用的变性单链 DNA 的电泳缓冲液是 50mmol/L NaOH、1mmol/L EDTA（碱性电泳缓冲液，见表 1-2-10）。有 NaOH 时，琼脂糖不能熔化。因此，在加 NaOH-EDTA 浓缩液前，应先在水中熔化琼脂糖。

表 1-2-10　常用的琼脂糖凝胶电泳缓冲液

缓冲液	使用液	浓储存液（L）
Tris-醋酸（TAE）	1×：0.04mol/L Tris-醋酸	50×：242g Tris 碱
	0.001mol/L EDTA	57.1ml 冰醋酸 100ml
		0.5mol/L EDTA（pH 8.0）
Tris-磷酸（TPE）	1×：0.09mol/L Tris-磷酸	10×：108g Tris 碱
	0.002mol/L EDTA	15.5ml 85%磷酸（1.67g/ml）
		40ml 0.5mol/L EDTA（pH8.0）
Tris-硼酸（TBE）	0.5×：0.045mol/L Tris-硼酸	5×：54g Tris 碱 27.5g
	0.001mol/ EDTA	硼酸 20ml
		0.5mol/L EDTA（pH8.0）
碱性缓冲液	1×：50mmol/L NaOH	1×：5ml 10mol/L NaOH
	1mmol/L EDTA	2ml 0.5mol/L EDTA（pH8.0）

（三）聚丙烯酰胺凝胶电泳

聚丙烯酰胺凝胶电泳（polyacrylamide gel electrophoresis，PAGE）可根据电泳样品的电荷、分子大小及形状的差别分离物质。这种电泳既具有分子筛效应，又具备电荷效应。

聚丙烯酰胺凝胶是人工合成的凝胶，具有机械强度好、弹性大、透明、便于电泳后的各种处理过程等优点。聚丙烯酰胺凝胶是碳-碳相连的多聚体，侧链是不活泼的酰胺基，化学性质稳定、耐热，无电渗现象。此种凝胶设备简单、样品量小（1～200μg）、分辨率高。人工合成凝胶时，用调控单体浓度或单体与交联剂比例的方法，很容易得到孔径大小广泛的凝胶，试验的重复性高。聚丙烯酰胺凝胶电泳的用处广泛，可对生物大分子进行分离，进行定性、定量分析，还可结合去垢剂十二烷基硫酸钠（SDS）测定蛋白质亚基的分子量。

可根据凝胶支柱的形状，将聚丙烯酰胺凝胶电泳分为圆盘状（圆盘 disc）电泳和板状（垂直板）电泳两种；按照凝胶中 pH、缓冲液组成的凝胶孔径又可将其分为连续电泳和不连续电泳两种。

1. 聚丙烯酰胺凝胶的聚合 聚丙烯酰胺凝胶是由丙烯酰胺（acrylamide，Acr）和交联剂甲叉双丙烯酰胺（N，N-meth-ylene-bis-acrylamide，Bis）在催化剂的作用下，经过聚合交联形成的三维网状结构凝胶。催化剂以下有两个系统：

（1）过硫酸铵-四甲基乙烯二胺（TEMED）系统：其中过硫酸铵是催化剂，四甲基乙烯二胺是加速剂，氧气可以破坏过硫酸铵的催化作用。

（2）核黄素-TEMED 系统：其中核黄素是催化剂，TEMED 是加速剂，足够的光线和少量氧气为发挥核黄素的催化作用所必需。

2. 凝胶质量和孔径大小的控制 凝胶的机械性能、弹性必须适中，过软易断，过硬易裂；凝胶的透明度和黏着度影响分离的效果。凝胶质量的好坏取决于凝胶中成胶物质的总浓度和 Acr 和 Bis 的比例是否合适。一般电泳采用成胶物质总浓度为 7.5%，此浓度称为标准凝胶浓度，如果改变总胶浓度，也应相应改变 Acr 和 Bis 的比例。总胶浓度为 5%，Acr：bis 在 20 左右；总胶浓度为 5%～10%，Acr：Bis 在 40 左右；总胶浓度为 15%～20%，Acr：Bis 在 125～200。

实验中还应根据分子量测定的需要，选择合适的凝胶孔径。凝胶孔径主要取决于总胶浓度的大小，交联剂的浓度也是影响凝胶孔径的重要参数。为了提高实验的重复率，在制备凝胶时，交联剂的浓度、交联剂与丙烯酰胺的比例、催化剂的浓度、凝胶、所需的时间等影响因素都应尽可能保持恒定。

实际工作中，根据被分离物质分子量，可参照表 1-2-11 选择适当的凝胶浓度。

表 1-2-11 分子量与凝胶浓度的关系

样品	分子量	凝胶浓度（%）
蛋白质	$<10^4$	20～30
	$(1\sim4)\times10^4$	15～20
	$4\times10^4\sim1\times10^5$	10～15
	$(1\sim5)\times10^5$	5～10
	$>5\times10^5$	2～5
核酸	$<10^4$	15～20
	$10^4\sim10^5$	5～10
	$1\times10^5\sim2\times10^6$	2～2.6

3. 不连续电泳的原理　不连续电泳是在聚丙烯酰胺凝胶支持物中介质缓冲液组成、缓冲液 pH、凝胶孔径和电压梯度不连续的条件下进行的电泳。不连续电泳有较高的分辨力，这是因为分离过程中有三种效应存在：浓缩反应（在样品胶和浓缩胶中进行）、电荷效应（主要在分离胶中进行）和分子筛效应（在分离胶中进行）。

（1）浓缩效应：以圆盘电泳为例，管中有三种不同的凝胶层，上层为样品胶，常不加样品胶；第二层为浓缩胶，这两层胶为大孔胶，应用 Tris-HCl 缓冲液，pH6.7；第三层是分离胶，此层是小孔胶，应用 Tris-HCl 缓冲液，pH8.9；上下电极槽缓冲液是 Tris-甘氨酸缓冲液，pH8.3。通电后，向阳极泳动的阴离子有三种，即 Cl^-、蛋白质阴离子和甘氨酸阴离子。在样品胶和浓缩胶 pH6.7 的环境下，HCl 几乎全部电离为 Cl^-，甘氨酸仅有极少部分分子电离为 $H_2N-CH_2COO^-$（甘氨酸等电点 pI=6.0），一般酸性蛋白质也解离为阴离子。这样，Cl^- 泳动最快（称为快离子），甘氨酸泳动最慢（称为慢离子）。于是快、慢离子之间势成一个离子浓度低电导区域，低电导区域有较高的电压梯度（电导与电压梯度呈反比）。在快、慢离子移动速度相等的稳定状态建立后，快、慢离子之间形成一个不断向阳极移动的界面。蛋白质的泳动速度恰好介于快、慢离子之间，因此蛋白质挤压在快、慢离子之间，形成一条窄带，这种浓缩作用可使蛋白质被浓缩数百倍。

（2）电荷效应：蛋白质样品在脓缩胶中被浓缩成一条狭窄的高浓度蛋白带，尽管这一条带非常狭窄，蛋白质样品还是根据其所带电荷多少而有次序地分层排列。电荷效应主要反映在分离胶。甘氨酸在分离胶 pH8.9（电泳时实际测量是 pH9.5）的环境中，解离度剧增（pH = 9.5～9.8），此时，甘氨酸的泳动速度超过所有蛋白质样品的泳动速度，于是高压梯度消失，蛋白质样品在均一的电压梯度和 pH 条件下根据其所带电荷和分子大小而被分离（图 1-2-8）。

（3）分子筛效应：按实验要求可将丙烯酰胺制成各种孔径的凝胶。根据分子量和形状的不同，蛋白质样品在通过一定孔径的分离胶时受摩擦力不同，受阻滞的程度不同，表现出泳动率的不同而被分离。

根据聚丙烯酰胺凝胶电泳的上述效应，蛋白质样品按其所带电荷多少和分子量大小而被分离。在凝胶柱中，蛋白质样品则形成一个个的圆盘（disc）区带。

聚丙烯酰胺凝胶电泳有样品量小、操作简便、分离分辨力强等优点，多用来进行蛋白质成分分析和纯度鉴定，以及对蛋白进行分子测定。聚丙烯酰胺凝胶电泳也可用于核酸的分离和蛋白质的制备等，它适用于寡聚核苷酸的分离和 DNA 序列分析。聚丙烯酰胺凝胶电泳具备分离只相差 1 个核苷酸的不同 DNA 片段的特性，是 DNA 序列分析中的关键技术。

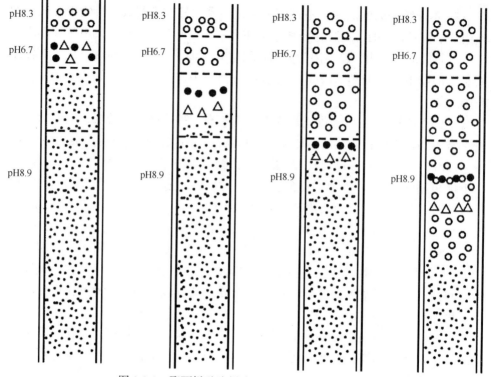

图 1-2-8　聚丙烯酰胺凝胶不连续电泳原理示意图

（四）等电聚焦电泳

等电聚焦电泳（isoelectric focusing）是带电的两性电解质（如蛋白质）在 pH 浓度梯度中进行的电泳，依据被分离物质具有不同的等电点而进行分离。

设两个 pI 值分别为 5 和 8 的蛋白质在 pH 为 3～10 的电场中泳动，如将样品置于 pH6 的位点上，蛋白质 A（pI = 8）带正电荷向阴极泳动，蛋白质 B（pI = 5）带负电荷向阳极泳动。由于阴极端 pH 高，阳极端 pH 低，在泳动过程中，这两种蛋白质分别接近它们自身等电点区域，即越接近其自身等电点区域，它们所带电荷也越少，最后停在自身等电点区域。

等电聚焦电泳的先决条件是在电场中有 pH 梯度生成，市售两性电解质载体 Ampholyte 是分子量为 300～1000 的脂肪族多氨基多羧基酸的混合物，这种混合物是许多异构物和同系物的混合物，其 pI 值各不相同又彼此接近，形成较宽的 pH 范围等电聚焦电极液，阳极端是酸，阴极端是碱，通电后两性电解质载体混合物便泳向各自等电点区域，形成所需的 pH。

等电聚焦电泳有相当高的分离能力，特别适于分离分子量相同，仅在电荷上有微小差异的样品，分辨力可达 1.02 个 pH 单位。此方法还可用来鉴定蛋白质的制品纯度。

（五）双向电泳

双向电泳（two dimensional gel electrophoresis，2-DE）又称为二维凝胶电泳，是蛋白质组学研究中的核心技术之一，也是目前常用的唯一能够连续在一块胶上分离数千种蛋白质的方法。

双向凝胶电泳可以提高单向变性聚丙烯酰凝胶电泳的分析能力。双向电泳的第一向电泳是等电聚焦电泳（isoelectric focusing，IEF），然后通过十二烷基磺酸钠-聚丙烯酰胺凝胶电泳（SDS-PAGE）对蛋白质进行第二向电泳。在 IEF 中，蛋白质因等电点不同而被分离；在 SDS-PAGE 中，不同分子量的蛋白质相互间被分离开，再用考马斯亮蓝或银染进行检测，经 Pdquest 等软件对结果进行比对、解析。完整的双向凝胶电泳分析，包括样品制备、等电聚焦、平衡转移、SDS-PAGE 斑点染色、图像捕捉和图谱分析等步骤。

第四节　离心技术

一、基本原理

当离心机转子以一定的角速度 ω（弧度/秒）旋转，颗粒的旋转半径为 γ（cm）时，任何颗粒均受一个向外的离心力，此离心力为：

$$F = \omega^2 \gamma$$

F 通常表示地心引力，又称为相对离心力（RCF）。相对离心力是指离心场中，作用于颗粒的离心力相当于地球重力的倍数，单位是重力加速度 g。RCF 可用方程式表示如下：

$$RCF = F = \omega^2 \gamma / 980$$

实际应用时，相对离心力常用更通用的每分钟转数（revolution per minute，rpm）的表达方式来表示。由于 $\omega = 2\pi(\text{rpm})/60$，于是：

$$RCF = 4\pi^2 \cdot (\text{rpm})^2 \cdot r / (3600 \times 980)$$

简化得：

$$RCF = 1.19 \times 10^{-5} \cdot (\text{rpm})^2 \cdot r$$

一般情况下，低速离心常以每分钟转数（rpm 即 r/min）表示，高速离心时则以地心引力的倍数（×g）表示。在离心管中沉降颗粒因所处的位置不同，所受离心力也不同，离旋转轴心越远受到的离心力越大。文献中离心力的数据常指其平均值，即离心管中点的离心力。

根据离心机转速，常将离心机分为普通离心机（最高转速 4 000r/min）、高速离心机（最高转速 20 000r/min）和超速离心机（最高转速 75 000r/min 以上）。超速离心机又可分为分析超速离心机和制备超速离心机两类。前者能精确控制离心力，并可用照相式电子技术记录沉降颗粒在离心过程中的行为。对这些记录进行分析，可以测定颗粒的物理性质，如沉降系数、分子量、扩散系数、沉淀物质的不均一性等。

高速离心机有冷却装置，防止转轴和样品温度过高；超速离心机还有抽真空装置，以减少离心室内转头和空气的摩擦作用。

制备离心技术有两种：一种是分级离心法，另一种是密度梯度离心法。

二、分级离心法

非均一的颗粒悬浮液在离心机中离心时，各种粒子以各自的沉降速度移向离心管底部，逐步在底部形成一层沉淀物质。这层沉淀物质含有各种组分。其中含量最多的是沉降最快的那些组分。为了分出某一特定组分，需要进行一系列离心。通常先选择一个离心速度和离心时间进行第一次离心，把大组分不需要的大粒子沉淀去掉，这时所需要的组分大部分仍留在上清液内；然后将收集到的上清液用更高的的转速离心，把需要的粒子沉积下来。离心时间要选择得当，使大部分不需要的小粒子仍留在上清液中；倾去上清液，再把沉淀悬浮起来，用较低转速离心。如此反复高速、低速离心，直至达到所需粒子的纯度为止。这种基于粒子沉降速度不同而分离的方法，应用非常普遍，对分离细胞器和病毒特别有用。该方法的优点是操作简便，离心后用倾倒法即可将上清液与沉淀分开，离心容量大，但其分离效果差，不能一次得到纯颗粒；壁效应严重，在离心管壁上一侧会出现沉淀；离心力过大，离心时间过长会使颗粒挤压变形、聚集而失活。

三、密度梯度离心法

密度梯度离心法是将样品在具有密度梯度的介质中离心，使颗粒分配到梯度中某些特定位置上形成不同的区带，这样可以同时使样品中几个或全部组分分离。密度梯度离心法又可分为差速区带离心（又称为沉降速度离心）法和平衡密度离心（又称为等密度离心）法，两者的原理不同。

（一）差速区带离心法

当不同的颗粒存在沉降速度差时，在一定的离心力下，颗粒各自以一定速度沉降，在密度梯度的不同区域形成区带的离心方法称为差速区带离心法。

离心时，由于离心力的作用，颗粒离开原样品层，按不同速度沉降，离心一定时间后，颗粒逐渐分开，形成界面清楚的不连续区带。沉降系数越大，沉降越快。差速区带离心颗粒的分离与样品中颗粒或大分子的大小和沉降速度有关，与其密度无关，但和离心时间有关，离心时间越长，已分离的颗粒越可沉降到管底。

要使差速区带离心成功，则样品颗粒的密度必须大于梯度液柱中任一点的密度，并且必须在区带到达离心管底部以前停止离心。常用蔗糖或甘油溶液制作梯度。

（二）平衡密度离心法

当不同颗粒存在浮力密度差时，在离心力场下，颗粒向下沉降或向上浮起，一直沿梯度移动到与颗粒密度恰好相等的位置上（即等密度点）形成区带，此即为平衡密度离心法。选择介质的密度梯度时，要使其梯度的密度范围包括所有待分离粒子的密度。样品可以铺在密度梯度液柱上面或均匀分布于密度梯度介质中，离心过程中颗粒移至与它本身密度相同的地方形成区带。因此，达到平衡时，颗粒分离完全是由于颗粒之间密度的差异，和离心时间无关。通常用氯化铯溶液制作梯度。

分级离心与差速区带离心、平衡密度离心过程的比较见图1-2-9。

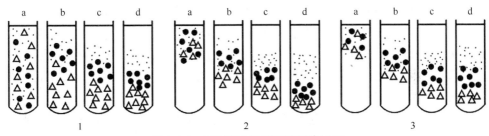

图 1-2-9 不同离心法颗粒的沉降过程

1. 分级离心；2. 差速区带离心；3. 平衡密度离心（a→b 时间增加）

第三章　分光光度技术

一、基本原理

光线是高速运动的光子流，也是具有波长和频率特征的电磁波。光子的能量与频率成正比，与波长成反比。肉眼可见的光线称为可见光。可见光只占电磁波谱很窄的部分（400～750nm），不同波长的可见光具有不同的颜色。波长大于750nm的光线称为红外线，波长小于400nm的光线称为紫外线。

当一束白光通过一杯有颜色的溶液时，具有一定波长的光线选择性地被溶液所吸收。由于不同物质的分子结构不同，对不同波长光线的吸收能力也不同，因此每种物质都具有特异的吸收光谱。吸收光谱的测定可以用来鉴定不同的物质。例如：核黄素之所以呈现黄色，是由于它吸收可见光中的蓝光并测得其吸收峰在450nm；在紫外光范围，核黄素还有两个吸收峰，分别是260nm和370nm。

分光光度法常被用来测定溶液中存在的光吸收物质的浓度，其理论依据是朗伯-比尔（Lambert-Beer）定律。

（一）朗伯定律（Lambert's law）

一束单色光在通过某一溶液时，由于溶液吸收一部分光能，使光的强度减弱，若溶液的浓度不变，则溶液的厚度越大，光线强度的减弱也越显著。若 I_0 表示入射光强度，I 表示光线通过溶液后的强度；l 表示溶液的厚度，则

$$-\mathrm{d}I/\mathrm{d}l \propto I,\ -\mathrm{d}I/\mathrm{d}l = \mathrm{a}I \ 或\ \mathrm{d}I/I = -\mathrm{a}\cdot\mathrm{d}l$$

$$\int^I_{I0} \mathrm{d}I/I = -\mathrm{a}\int^l_0\mathrm{d}l$$

$$\ln = I/I_0 = -\mathrm{a}l$$

所以 $\ln I_0/I = \mathrm{a}l$ 或 $I/I_0 = \mathrm{e}^{-\mathrm{a}l}$ 或 $\log I_0/I = k_1\mathrm{e}$ 　（$k_1 = \mathrm{a}^{2.303}$）

$$I/I_0 = 10^{-k_1\mathrm{e}}$$

k_1 是一常数，受光线波长、溶液性质和溶液浓度影响。从上式可知，透过溶液后光线强度 I_0 的减弱（I/I_0）与溶液厚度（l）呈指数函数关系，可见光线强度的改变与溶液厚度并不成简单的正比关系，这一关系即郎伯定律。

（二）比尔定律（Beers' law）

当一束单色光通过某一溶液时，若溶液的厚度不变，则溶液浓度愈高，光线强度的减弱也愈显著。与上一定律推导相似，两者的关系可表示如下：

$$\log I_0 / I = k_2 C \ 或\ I / I_0 = 10^{-k_2C}$$

其中，C 表示溶液的浓度，k_2 是一常数，受光线波长、溶液性质和溶液厚度的影响。上式所表示的光线强度与溶液浓度的关系称为比尔定律。

虽然所有溶液均符合郎伯定律，但并非所有溶液都符合比尔定律，这是由于在不同浓度条件下有些物质的颜色可能发生改变，即在不同浓度条件下其吸收光的波长发生了改变。

（三）郎伯-比尔定律及其应用

$$\log I_0/I = -kCl \text{ 或 } I/I_0 = 10^{-kCl}$$

如果将通过溶液后的光线强度（I）和入射光（I_0）的比值称为透光度（T），将 $-\log I/I_0$ 用光密度（OD）表示该溶液对光线吸收的情况[有的也用吸光度（A）表示]，则它们之间的关系如下：

$$OD = -\log I/I_0 = -\log T = kCl$$

其中，k 为常数，称为消光系数（E），表示物质对光线吸收的本领，其值因物质种类和光线波长而异。I/I_0 又称透过率（T），C 为溶液浓度，l 为光透过的溶液的厚度。

从式（3-1）可知，对于相同物质和相同波长的单色光（消光系数不变）来说，溶液的光密度和溶液的浓度成正比。

$$OD（或 A）= ECl \cdots\cdots\cdots\cdots\cdots\cdots（3\text{-}1）$$

如果 C_2 为标准溶液的浓度，则根据测得的光密度值，按式（3-2）可求得待测溶液的浓度。实验工作中为简便起见，常常不是每测一个待测样品都做一个标准管，而是事先测定一系列不同浓度的标准管，然后以光密度对标准浓度作图，得以标准曲线，测得待测物质的光密度后，便可从标准曲线上查到相应的浓度数值。

$$OD_1/OD_2 = C_1/C_2 \text{ 或作 } Cl = (OD_1/OD_2) \times C_2 \cdots\cdots\cdots（3\text{-}2）$$

从式（3-1）可知，若知道某待测物质的消光系数和溶液的厚度，也可以从光密度推算出待测溶液的浓度，消光系数的常用表示方法有二：

1. 百分消光系数（$E_{1cm}^{1\%}$）　浓度以百分数来表示的消光系数，百分消光系数等于溶液浓度为1%、液层厚度为1cm时的光密度值。

2. 摩尔消光系数（ε）　浓度以摩尔浓度来表示的消光系数，摩尔消光系数等于溶液浓度为1个摩尔浓度、液层厚度为1 cm的光密度值。

用消光系数计算浓度的公式是：

$$C = OD/E_{1cm}^{1\%} \text{（浓度单位为 g/100ml）}$$
$$\text{或 } C = OD/\varepsilon \text{（浓度单位为 mol/L）}$$

而 E 和 ε 之时关系为 $\varepsilon = E_{1cm}^{1\%} \times （分子量/10）$

例：一蛋白质溶液，其吸收峰为 278nm 处的光密度 $OD = 0.520$，百分消光系数 $E_{1cm}^{1\%} = 5.10$，吸收杯厚度为 1.0cm。

则此蛋白质溶液的浓度为：

$$C = OD/E_{1cm}^{1\%} = 0.520/5.10 = 0.102\%$$

二、分光光度计的结构原理

不论光度计（photometers）、比色计（colorimeters）还是分光光度计（spectrophotometers），其基本结构原理都是相似的，都由光源、单色光器、狭缝装置、比色杯和检测器系统等部分组成（图 1-3-1）。

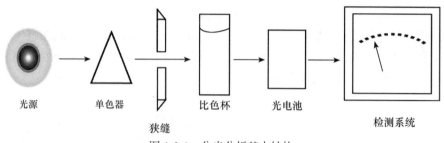

光源　　　　单色器　　　　　　　比色杯　　光电池　　　　　检测系统

狭缝

图 1-3-1　分光分析基本结构

（一）光源

良好的光源要求具备发光强度高、稳定，光谱范围较宽和使用寿命长等特点。几乎所有的光度计都采用稳压调控的钨灯，它适用于做 340～900nm 范围的光源，更先进的分光光度计外加有稳压调控的氢灯，它适用于做 200～600nm 的紫外分光分析的光源。

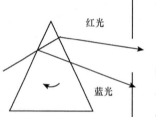

红光

蓝光

棱镜

（二）单色光器

分光光度法测定某一物质的光密度，需要在某一特定波长下进行。单色光器的作用在于根据需要选择一定波长范围的单色光，在实际工作中，欲选择出单个某波长的光线是困难的，单色光的波长范围越窄，仪器的敏感性越高，测量的结果就越可靠。

最简单的单色光器是光电比色计上采用的滤光片（某种颜色的玻璃片），由于通过光线的光谱范围较亮，所以光电比色计的分辨效果较差，但比色分析可以得到较为满意的效果。

棱镜和衍射光栅是较好的单色光器，它们能在较宽光谱范围内分离出相对单一波长的光线（图 1-3-2）。

红光

蓝光

棱镜

图 1-3-2　单色光器

（三）狭缝装置

通过单色光器的发射光的强度可能过强，也可能过弱，不利于进一步检测，狭缝是由一对隔板在光通路上形成的缝隙，通过调节狭缝的大小来调节入射单色光的强度，并使入射光形成平行光线，以适应检测器的需要。光电比色计的狭缝是固定的，而光度计和分光光度计的狭缝大小是可调的。

（四）比色杯

比色杯又称为吸收杯、样品杯，是光度测量系统的最重要部分之一，在可见光范围内测量时选用光学玻璃比色杯，在紫外线范围内测量时要选用石英比色杯。比色杯是取得好的分析结果的重要条件之一，不得用粗糙、坚硬的物质触碰比色杯，不能用手指触及比色杯的光学面，比色杯用后要用水及时冲洗，不得残留测定液，尤其是蛋白和核酸溶液。

（五）检测器系统

硒光电池、光电管或光电倍增管等光电元件常用来作为受光器，将通过比色杯的光线能量转变成电能，进一步再用适当的方法测量所产生的电能。

光电比色计用硒光电池为受光器，硒光电池的光敏感性低，不能检出强度非常弱的光线，并且对波长在270nm以下和700nm以上的光波不敏感。

较精密的分光光度计都是采用真空光电管或光电倍增管作为受光器，并采用放大装置提高敏感度。虽然光谱范围狭窄的单色光的能量比范围宽的弱得多，但这种有放大线路的灵敏检测系统仍可准确地将其检测出来。

第四章　放射性同位素技术

放射性同位素示踪实验方法已在生物化学、分子生物学、分子遗传学、免疫学、医学等方面的研究中得到了广泛的应用。这个方法的主要优点有两个：一是由于放射性同位素与相应的元素在化学性质上毫无区别，它不影响机体的正常代谢过程，而它又具有放射性，这样就可以用特殊的仪器进行测量，便于研究机体内代谢物质的变化；其次，这个方法的灵敏度高，极微量的放射性物质，都可较准确地测定出来。一般化学分析很少能测量到 10^{-12}g，放射性物质的检测下限可达到 10^{-14}g～10^{-13}g。这个方法的主要缺点是，由于强的放射性同位素线对人体会有伤害，因此，实验要求一定的设备条件，实验操作较一般生化实验复杂。

一、放射性同位素的衰变及其射线

同一元素的两个或多个核素互为同位素，这些核素有相同数量的质子及相同的原子序数，但有不同数目的中子，即原子量不同。有一类同位素是稳定的，不发生自发衰变现象，称为稳定同位素，如 ^{2}H、^{12}C、^{16}O 等。另一类同位素则不稳定，能不断地自发衰变，从一种核素转变为另一种核素，同时伴有各种射线及能量的释放，称为放射性同位素，如 ^{3}H、^{14}C、^{32}P、^{125}I 等。

放射性同位素的衰变是一个自发、固有的过程，不受任何环境因素的影响。在放射性同位素衰变过程中，放射性元素的原子核不断发出射线，原子核本身则从一种核素转变为另一种核素。按照衰变方式的不同，放射性元素衰变可分为下列数种。

1. α 衰变　原子质量数大于 209 的重原子核，发射一个具有一定能量的氦核（$^4_2$He），转变为质量较小的原子核。发射的氦核称为 α 射线或 α 粒子，衰变过程可用下式表示：

$$^A_Z X \rightarrow {}^{A-4}_{Z-2} Y + {}^4_2 He + Q$$

式中 X 为具有质量数为 A、质子数为 Z 的母体核，Y 为具有质量数为 $A-4$、质子数为 $Z-2$ 子体核，$^4_2$He 即 α 粒子，Q 为伴随 $^4_2$He 发射出来的能量——衰变能。如：

$$^{238}_{92} U \rightarrow {}^{234}_{90} Th + {}^4_2 He + Q$$

2. β⁻衰变　原子核内中子数和质子数比例不适当的原子核，通常以中心质子相互转变的方式进行衰变，改变中子、质子的比例。衰变过程中原子核通过发射出一个具有一定能量的电子、β⁻射线（即 β⁻粒子）和一个中微子 v，一个中子转变为一个质子，衰变方式为：

$$^A_Z X \rightarrow {}^A_{Z+1} Y + \beta^- + v + Q$$

式中粒子即为电子，如氚的衰变：

$$_1^3\mathrm{H} \rightarrow _2^3\mathrm{He} + \beta^- + \mu + 0.0186\mathrm{MeV}$$

3. 电子俘获　在中子过少的放射性原子核内部，质子可以俘获一个核外电子，发射一个中微子，转变为中子，并伴有 X-射线的发射，这种衰变过程称为电子俘获，方式为：

$$_Z^A\mathrm{H} \rightarrow _{Z-1}^A\mathrm{Y} + \mu + Q$$

4. β⁺衰变　有些中子数过少的原子核，其中一个质子可以发射一个正电子和一个中微子，转变为中子，发射的正电子称为 β⁺粒子，这种衰变称为 β⁺衰变，方式为：

$$_Z^A\mathrm{X} \rightarrow _{Z-1}^A\mathrm{Y} + \beta^+ + \mu + Q$$

放射性同位素的衰变都发射出具有一定能量的粒子，即射线，包括 α 射线、β⁻射线、β⁺射线，以及 γ 射线和电子俘获衰变时发射的 X 射线，探测这些射线的存在、性质和强度是应用放射性同位素技术的依据。

二、射线强度单位及有关度量

放射性元素发射的射线具有不同的物理性质和强度，根据这些物理性质确定质量单位是描述射线性质的定量依据。下面物理单位在生物化学中是常用的。

（一）电子伏特

电子伏特（eV）是表示放射性粒子动能的物理量，1eV 定义为一个电子在通过电位差为 1V 的电场时所获得或释放出的能量。这个单位量值太小，常用它的千倍数（KeV）或百万倍数（MeV）表示。

（二）贝可

贝可（Bq，Becquerel）是放射性活度的国际单位，定义为每秒一次衰变。放射性活度的旧单位为居里（Ci，Curie），$1\mathrm{Ci} = 3.7 \times 10^{10}\mathrm{Bq}$。在实验中，通常用 dpm（decag per minute）和 cpm（count per minute）表示样品的放射性活度，前者表示样品每分钟发生的衰变数，后者表示每分钟所测的衰变数。

（三）半衰期（τ）

放射性核素放射强度减少一半所需的时间称为半衰期。根据半衰期的长短可以利用下式计算原有的放射性核素量 N。经过时间 t 后剩余的放射性核素量 N，式中 τ 为该核素的半衰期：

$$N = N_0 (1/2)^{t/\tau}$$

（四）比活性

比活性（Sp.Act）是指一定量化合物中所含的放射性量。单位是居里/摩尔或毫居里/摩尔。

已知的放射性同位素非常多，由于多数放射性元素不参与生物体内的物质代谢过程，有些半衰期太短，如 ^{15}O 半衰期只有 2min，^{13}N 只有 10min，使用很不方便。生物化学实验中最常用的放射性同位素见表 1-4-1。

表 1-4-1 生物化学实验中常用的同位素

元素名称	衰变类型	半衰期	最大能量（MeV）
^3H	β^-	12.1 年	0.0189
^{14}C	β^-	5700 年	
^{24}Na	β^-	1.48 年	1.39
	γ		1.38，2.75
^{32}P	β^-	14.3 天	1.718
^{35}S	β^-	87.1 天	0.167
^{45}Ca	β^-	165 天	0.25
^{80}Co	β^-	5.8 天	0.31
	γ		1.17，1.33
^{125}I	γ	60 天	0.035，0.315，0.367，0.080
^{131}I	β^-	8 天	0.607
	γ		0.600，0.284，0.035

三、放射性同位素的测量

测量放射性物质发射的射线，取决于射线性质和粒子能量。生物化学实验中常用的测量技术有以下几种。

（一）放射自显影

任何一种射线都能使照相底片上的钙盐活化，并在显影后变黑，变黑的程度可以作为射线强度的度量。研究一种物质在体内的分布状况，可将该物质预先进行放射性标记，然后引入体内，取得组织切片，将组织切片与未曝光的照相底片紧密贴合，经一定时间后，冲洗底片，底片上黑色影像即为该物质在组织细胞内的分布状况。黑色的深浅表示物质的多少。

放射自显影技术应用极为广泛。物质在组织细胞内的分布、电泳层析图谱中放射性区带的存在，甚至放射性原子在生物大分子内的分布状况都可用放射自显影技术进行研究。

（二）液体闪烁计数

液体闪烁计数技术是生物化学中用来测量 β 射线的最为常用的方法，其原理是，β 射线能激发某些有机化合物和无机化合物使其发出磷光闪光，测定磷光的闪烁次数即可测定放射性物质的量。由于这种方法一般将放射性物质置于液相环境中测定，故称为液体闪烁技术。

1. 液体闪烁计数的基本过程　此法的主要特点是把闪烁体溶于适当的溶剂中，被测放射性物质溶解或悬浮于闪烁液中（或吸附在支持物上再浸入闪烁液中），因放射性物质与闪烁体密切接触，射线能量损失少，故对软 β 射线的探测特别有利。

液体闪烁体通常有三个组成部分，即溶剂、第一溶质（初级荧光体）和第二溶质（次级荧光体）。当粒子通过液体闪烁体时，溶剂先被激发，如为 β 粒子，则它将一部分能量转给溶剂分子。从实验数据来看，芳香族溶剂的传递效率最高。β 粒子在与溶剂分子反复碰撞时伴随能量失去，直至失去全部可被捕获的能量。β 粒子的总能量中只有 5%左右最后表现为光，其余都以热能失去。β 粒子的能量越大，受碰撞的溶剂分子越多，因而产生的光也越强。被激发的溶剂分子的能量可以转给另一种溶剂分子，或以光的形式射出。后一过程称为发磷光作用。溶剂分子被激发后，当其回到基态时，发出的光波通常是很短的（260～340nm）。由于现有的仪器不可能测量波长这么短的光，因此，需要加入第一溶质（初级荧光体），它能吸收一种波长的光，再射出波长较长的光（340～400nm）。β 粒子将能量转给溶剂再传给初级荧光体所需的时间为 $10^{-19}\sim10^{-3}$s。大多数测量发射光的闪烁计数器对初级荧光体发出的荧光是敏感的，但有的仪器需要波长更长的光，才能相互匹配。因此，闪烁液中就需要加入第二溶质（次级荧光体），加入的浓度约为初级荧光体浓度的几分之几。次级荧光体的吸收光波长相应于初级荧光体的发射光光谱，然后发出最大波长为 420～440nm 的荧光。

光子通过闪烁杯到达光电倍增管的光阴极上，但不同材料的光阴极具有不同的有效光谱，如果闪烁体发射光谱与光阴极的有效光谱相匹配，则在光阴极上产生电子，经各级阴极放大，最后在阴极可得到 $10^{-5}\sim10^{-2}$ 倍的电子数目，从而在阴极产生足够大小的电脉冲。在光电倍增管上，电脉冲幅度的大小与 β 射线能量成正比，能量大则脉冲幅度高；单位时间内形成脉冲的多少与放射源强度成正比，即放射性强度越强则计数率越高。

2. 闪烁液　包括溶剂、闪烁体和附加剂三部分。

（1）溶剂：在闪烁液中溶剂分子占 79%左右，因此，射线的绝大部分先被溶剂吸收，在溶剂分子中转移，然后传给闪烁体，可见溶剂的主要作用除了溶解闪烁体和被测样品外，还把辐射粒子的能量转移到闪烁体。实验结果表明，烷基苯的能量传递效率最高，最常用的为甲苯和二甲苯。二氧六环的效率虽低于甲苯，但它能溶大量水，本身又是有机物的良好溶剂，所以也被广泛应用。

（2）闪烁体：它的基本作用是从溶剂吸收能量，发射有特征光谱的光子。目前闪烁体有近百种，绝大部分是噁唑和噁唑衍生物，大多数有苯基（P）、萘基（N）、噁唑（O）、1，3，4 噁唑（P）、联二苯基（B）等化学基团。现将常用闪烁体特性列于表 1-4-2。

表 1-4-2　常用的闪烁体

化学名称	简称	结构式	类型	发射光谱最强处（nm）
三联苯	TP		第一闪烁剂	344
2，5-二苯基噁唑	PPO		同上	363
2-苯-5-（4′-联苯基）-1，3，4-噁二唑	PBD		同上	361
2-（4′-叔丁基苯）-5-4-联苯基-1，3，4-噁二唑	B-PBD		同上	366
2，5-双-[5′-叔丁基苯噁唑]-噻吩	BBOT		同上	435
1，4-双-[2′-（5-苯基噁唑）]-苯	POPOP		第二闪烁剂	430
1，4-双-[2′-（4′-甲基-5′-苯基噁唑）]-苯	PM-POPOP		同上	430

（3）附加试剂：包括助溶剂和中间溶剂。以甲苯为溶剂时，应加入极性强的有机溶剂，如甲醇、乙醇、乙二醇和乙醚等，以增加甲苯与水的混合能力，这些溶剂称为助溶剂。这是因为甲苯仅能与极少量水相溶，而大多数样品是水溶性的。对大体积水样品的测量，应用二氧六环为溶剂，因其为淬灭剂，可使计数率降低。如在二氧六环的闪烁液中加入少量苯，可提高计数率。萘能促进能量自溶剂有效转移到闪烁体，所以把萘称为中间溶剂，也称为第二溶剂，有时又称为抗淬灭溶剂。

3. 液体闪烁计数器的电子学部分　包括探头、分析器和记录系统三部分。探头包括光电倍增管、前置放大器、样品杯升降装置等。分析器包括主放大器、相加放大器和甄别器等。记录系统由定标器和定时器组成。

4. 样品处理　供测量用的样品，多数需要预处理，如提纯、消化或燃烧等。如进行均相测量（即闪烁液与样品成均相溶液进行测量），则需要选择合适的溶剂，将样品制成溶液，或将不易溶解的生物大分子先行消化，再进行均相测量。

若进行非均相测量，则可利用表面活化剂，将样品制成半透明的乳状液，再进行测量。常用的表面活化剂有 Tritonx-100（乙二醇聚氧乙烯异辛基酚醚）。或借助凝胶剂将放射性固体颗粒制成在闪烁液中稳定的悬浮液。最简便易行的非均相测量方法是纸片法，即将某些不溶于闪烁液的样品，吸附在滤纸或滤膜上，干后浸入闪烁液中即可进行测量。

（三）γ计数

γ射线的测量也利用闪烁记数原理，但闪烁体是用银活化的碘化钠、硫化锌等固体晶体，放射源与晶体密切贴近，固体闪烁晶体受到γ粒子的轰击发生一定波长的磷光，然后经光电倍增管放大接收并加以记录。利用固体闪烁体探测γ射线，分辨时间短、效率高，探测计数可达 10^6 次/秒。晶体或γ计数器是目前应用最广的探测设备。

四、同位素实验的安全操作

放射性同位素发出的射线超过一定的剂量就会对人体有害。外照射的最高允许量为每周 0.5 伦（伦即伦琴，为辐射量的单位，即在标准状态下能使 1g 空气产生 1.61×10^{12} 离子对γ射线或 X 射线的剂量）。因此，在进行放射性同位素实验时，应注意安全防护。为防止受到射线的外照射，在进行β射线和γ射线实验时，均需屏蔽。β射线一般用 0.5～1cm 的有机玻璃屏蔽。γ射线则要用铅砖或铅玻璃进行屏蔽。

为防止放射性同位素进入体内，导致身体内照射，就要严格遵守实验室规则，按照规定地点安放衣物，严禁在实验室内吃东西，以及用口吸移液管等。

实验操作时要带医用橡胶手套，操作完毕后在规定的地方洗手，并在探测仪上进行检查，无染污后方可脱去手套，再洗手。

实验室的放射活性物下水道要与普通下水道严格分离，实验室应配有通风橱设备，放射性污物要放在指定污物筒内。无论是固体、液体的放射性物质都应按照放射性元素的种类分别处理，短半衰期的废物可令其自然衰变，当趋于本底水平时，可按照普通废物处理。对于长半衰期的废物需运至有关的卫生防疫部门，统一处理。如果放射性物质污染了工作台面或衣物时，应立即做好标记，以便进行去除污染的处理。放射性同位素实验室的地面、桌面、墙面要用光滑的和不易受腐蚀的材料制成，如塑料板等，以便去除污染。所有放射性操作应在铺有吸光纸的搪瓷盘内进行。玻璃器皿较易去除污染，一般应用 3N 盐酸或硝酸浸泡数日，然后再用水浸洗；金属用具要用 10%柠檬酸溶液浸洗 1h，随后用水冲洗，再置于 3N 硝酸溶液内浸泡 2h，再用水冲洗至净。其他尚可利用非放射性载体或络合剂等化学方法去除污染。保存放射性物质的容器一定要有鲜明的标签，标明同位素种类、日期等。

第五章 人类染色体的识别

一、非显带染色体的识别

染色体标本片不经显带处理，直接用 Giemsa 染液染色，光学显微镜所见到的染色体称为非显带染色体。将非显带染色体的标本片先在低倍镜下观察，选择染色体形态较好、分散均匀，无胞质背景的中期分裂象，换油镜仔细观察，并进行染色体计数和染色体形态结构分析。

1. 染色体计数 人类正常体细胞 2n = 46，其中常染色体 22 对，性染色体 1 对，正常男性核型表示为 46，XY，女性核型表示为 46，XX。通过染色体计数，确定有无数目异常。

2. 染色体形态结构分析 在油镜下，观察染色体的形态结构、次缢痕的位置及有无断裂、缺失、重复、易位、倒位、环状、等臂染色体等结构畸变。

每条染色体含有 2 条染色单体，通过着丝粒彼此连接。自着丝粒向两端伸展的染色体结构称为染色体臂，染色体臂分为长臂（q）和短臂（p）。根据着丝粒位置，人类染色体分为三类：中央着丝粒染色体，长臂与短臂几乎相等；亚中央着丝粒染色体，长臂与短臂能明显区分；近端着丝粒染色体，短臂极短，着丝粒几乎在染色体的顶端，有时短臂上能看到随体。

人类细胞遗传学命名的国际体制（ISCN）将人类染色体分成 A、B、C、D、E、F 和 G 7 个组，各组所包含的染色体及染色体的结构特征见表 1-5-1。

表 1-5-1 人非显带核型染色体特征

组号	序号	大小	着丝粒类型	随体	说明
A	1、3	最大	中着丝粒	无	3 号比 1 号略小
	2		亚中着丝粒		
B	4、5	次大	亚中着丝粒	无	与 C 组相比，B 组短臂较短
C	6～12	中等	中着丝粒	无	9 号、10 号、12 号短臂较短
	X				大小介于 6 号、7 号之间
D	13～15	中等	近端着丝粒	有	各号长度相似，难以区分
E	16	小	中着丝粒	无	18 号较 17 号短臂更短些
	17、18		亚中着丝粒	无	
F	19、20	次小	中着丝粒	无	难以区分
G	21、22	最小	近端着丝粒	有	两长臂常呈分叉状，两者难以区分
	Y			无	两长臂常并拢

应用非显带处理染色体标本片进行染色体核型分析时，能够准确区分的染色

体序号包括 1 号、2 号、3 号、16 号、17 号、18 号和 Y 染色体。如染色体数目正常且无明显结构异常，可初步认为为正常核型。根据 G 组染色体的特征，如最小的近端着丝粒染色体（G 组）是 5 条（2 条 21 号、2 条 22 号和 1 条 Y 染色体），可判断为男性；如 G 组是 4 条，则为女性。

二、G 显带染色体的识别

1. G 显带染色体光镜观察 低倍镜下观察 G 显带染色体，可见许多转化或未转化的圆形淋巴细胞，染色体被染成紫色或紫红色。选择染色体形态和分散良好的中期分裂象，移到视野中心，换高倍镜观察；高倍镜下观察分裂相中染色体的显带情况，选择染色体分散良好、互不重叠、长度适中、显带好（深浅带清楚，边缘清晰）、染色良好的分裂象换油镜观察。

油镜下先作染色体计数，通常至少要计数 10 个分裂象的染色体数；观察染色体的形态、着丝粒位置，根据染色体的带纹特征，仔细辨认每条染色体，判断被检者细胞的染色体有无异常。对于初学者，在油镜下区别各号染色体较难，可先试着用铅笔画出镜下所见的显带染色体草图，然后根据染色体的带纹特点，在画出的染色体旁标上号数。

为判断性别，要着重掌握 21 号、22 号及 X、Y 染色体的带纹特征。如观察到最小的近端着丝粒染色体（G 组）是 5 条，并且能确认有一个 Y 染色体和一个 X 染色体，则可判断为正常男性；如果 G 组染色体数目是 4 条，并且确认有2 条 X 染色体，则判断为正常女性。

2. 正常人 G 显带染色体带纹特征 G 显带染色体的带纹特征（图 1-5-1）可供镜下识别 G 显带染色体及 G 显带染色体核型分析时参阅。根据 G 显带染色体标准带型图，各组各号染色体的结构特征描述如下。

（1）A 组：1～3 号染色体

1 号染色体：有中央着丝粒。短臂近侧段有 2 条着色较深的带，远侧段可显出 3～4 条淡染带，短臂分为 3 个区，近侧的第 1 深带为 1p21，第 2 深带为1p31。长臂次缢痕紧贴着丝粒，染色深，另外有 4～5 个分布均匀的中等深度着色带，中央一条最深，长臂分为 4 个区，中段深带为 1q31。

2 号染色体：有亚中央着丝粒，约在 5/8 处。短臂 4 条深带，中段的 2 条稍靠近，分为 2 个区，中段 2 条深带之间的浅带为 2p21。长臂可见 7 条深带，分为 3 个区，第 2、3 深带之间的浅带为 2q21，第 4、5 深带之间的浅带为 2q31。

3 号染色体：着丝粒深染，在长臂与短臂的近中段各具有 1 条较宽的浅带，看上去似乎两臂带型呈对称分布，似蝴蝶状。短臂近侧段可见 1 条较宽的深带；远侧段可见 2 条深带，其中远侧 1 条较窄，且着色浅，这是识别 3 号染色体短臂的显著特征。短臂分为 2 个区，中段浅带为 3p21。长臂在近侧段和远侧段各有 1条较宽的深带，在处理好的标本上，近侧段的深带可分为 2 条深带；远侧段的深带可分为 3 条深带。长臂分为 2 个区，中段浅带为 3q21。

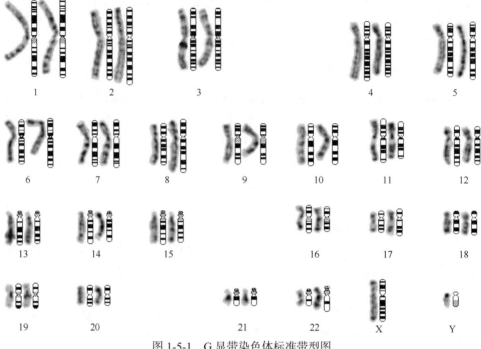

图 1-5-1　G 显带染色体标准带型图

（2）B 组：4～5 号染色体

4 号染色体：有亚中着丝粒，约在 6/8 处。短臂可见 2 条深带，近侧深带染色较浅，只有 1 个区。长臂可见均匀分布的 4 条深带，其中近端的 1 条着色最深。长臂分为 3 个区，第 1、2 深带之间的浅带为 4q21，远侧段两深带之间的浅带为 4q31。

5 号染色体：有亚中着丝粒。短臂可见 2 条深带，远侧带宽且着色深。长臂近侧段有 2 条深带，染色较浅；中段可见 3 条深带，染色较深，有时融合为 1 条宽的深带；远侧段可见 2 条深带，近端的 1 条着色较浅。长臂分为 3 个区，中段第 2 深带为 5q21，中段深带与远侧深带之间的宽浅带为 5q31。

（3）C 组：6～12 号染色体和 X 染色体

6 号染色体：有亚中着丝粒。短臂中段有 1 条宽阔的浅带，是该染色体的特征，近侧段和远侧段各有 1 条深带，近侧深带紧贴着丝粒。短臂分 2 个区，中段宽浅带为 6p21。长臂可见 5 条深带，近侧 1 条紧贴着丝粒，远侧末端的 1 条深带着色较淡。长臂分为 2 个区，第 2、3 深带之间的浅带为 6q21。着丝粒着色深。

7 号染色体：有亚中着丝粒。短臂有 3 条深带，中段深带着色浅，远侧深带着色深。短臂分为 2 个区，远侧段深带为 7p21。长臂有 3 条明显深带，远侧近末端的 1 条着色较浅，第 2、3 深带稍接近。长臂分为 3 个区，近侧第 1 深带为 7q21，中段第 2 深带为 7q31。

8 号染色体：有亚中着丝粒。短臂有 2 条深带，中段有 1 条较明显的浅带，此为与 10 号染色体相区别的主要特征。短臂分为 2 个区，中段浅带为 8p21。长臂可见 3 条分界极不明显的深带，长臂分为 2 个区，中段深带为 8q21。

9 号染色体：有亚中着丝粒。短臂远侧段和中段各有 1 条深带。短臂分为 2 个区，中段的深带为 9p21。长臂可见 2 条明显深带，着丝粒区深染，其下的次缢痕区浅染，呈现特有的颈部区。长臂分为 3 个区，近侧 1 条深带为 9q21，远侧 1 条深带为 9q31。

10 号染色体：有亚中着丝粒。短臂近侧段和近中段各有 1 条深带，与 8 号染色体相比，其上深带的分界欠清晰。长臂可见明显的 3 条深带。近端的 1 条着色最深，这是与 8 号染色体区别的一个主要特征，长臂分 2 个区，近端的 1 条深带为 10q21。

11 号染色体：有亚中着丝粒。短臂近中段可见 1 条深带，在处理较好的标本上，这条深带可分为 3 条较窄的深带。长臂近侧有 1 条深带，紧贴着丝粒，远侧段可见 1 条明显较宽的深带，这条深带与近侧的深带之间是 1 条宽阔的浅带。这是与 12 号染色体区别的一个明显的特征。在有些标本上近末端处可见 1 条窄的、淡染的深带。

12 号染色体：有亚中着丝粒。短臂中段可见 1 条深带。长臂近侧有 1 条深带，紧贴着丝粒，中段有 1 条宽的深带，这条深带与近侧深带之间有 1 条明显的浅带。但与 11 号染色体比较这条浅带较窄。这是鉴别 12 号染色体的一个主要特征，在处理较好的标本上，中段这条较宽的深带可分为 3 条深带。其中间 1 条着色较深；长臂分为 2 个区，中段正中的深带为 12q21。

X 染色体：其长度介于 6 号和 7 号染色体之间，主要特点是长臂和短臂中段各有 1 条深带。短臂中段有一明显的深带，似竹节状。有些标本上远侧段还可以看见 1 条窄的、着色浅的深带，短臂分为 2 个区，中段的深带为 Xp21。长臂可见 3～4 条深带。近中段 1 条最明显；长臂分为 2 个区，近中段深带为 Xq21。

（4）D 组：13～15 号染色体

13 号染色体：有近端着丝粒和随体。着丝粒区深染。长臂可见 4 条深带，第 1、4 深带较窄，染色较浅；长臂分为 3 个区，第 2 深带为 13q21，第 3 深带为 13q31。

14 号染色体：有近端着丝粒和随体。着丝粒区深染。长臂近侧和远侧各有 1 条明显的深带。该臂共有 4 条深带，但分布不同于 13 号染色体，近侧 1 条窄和 1 条宽的带常融合在一起，在处理较好的标本上，中段可见 1 条很窄的深带。长臂分 3 个区，近侧深带为 14q21，远侧的较宽深带为 14q31。

15 号染色体：有近端着丝粒和随体。着丝粒区深染。长臂中段有 1 条较宽深带，染色较深，有的标本上近侧段可见 1 条较窄的深带。远侧段较窄深带位于该臂最末端而有别于 14 号。长臂分为 2 个区，中段深带为 15q21。

（5）E 组：16～18 号染色体

16 号染色体：有中着丝粒。短臂中段有 1 条深带，在处理较好的标本上可见 2 条深带。长臂近侧段和远侧段各有 1 条深带，有时远侧段 1 条不明显，次缢痕区着色深。长臂分为 2 个区，中段深带为 16q21。

17 号染色体：有亚中着丝粒。短臂有 1 条较窄的深带。长臂远侧段可见 1 条明显的深带。这条深带与着丝粒之间为一明显的宽浅带。长臂分为 2 个区，这条明显的宽浅带为 17q21。

18 号染色体：有亚中着丝粒。短臂只有 1 个区，全为浅染带。长臂远侧和近侧各有 1 条明显的深带。长臂分为 2 个区，2 条深带之间的浅带为 18q21。

（6）F 组：19～20 号染色体。

19 号染色体：有中着丝粒。着丝粒区及其周围均为深带，其余皆为浅带。长臂和短臂都只有 1 个分区，该染色体为所有染色体中染色最浅的染色体。

20 号染色体：中着丝粒，着丝粒区深染；短臂 1 个区，有 1 条明显深带；长臂 1 个区，远侧段可见 1～2 条淡染的深带，有时全为浅带。

（7）G 组：21～22 号染色体和 Y 染色体

21 号染色体：有近端着丝粒和随体。着丝粒区着色浅。其长度比 22 号短，长臂上有明显而宽的深带且靠近着丝粒。长臂分为 2 个区，其深带为 21q21。

22 号染色体：有近端着丝粒和随体。着丝粒区着色深。长度大于 21 号染色体，在长臂的中段有 1 条较窄的深带，此臂只有 1 个区。

Y 染色体：有近端着丝粒，无随体。其形态和长度变化较大，在人群中呈现多态性，一般整个长臂深染，在处理好的标本有时可见 2 条深带，此臂只有 1 个区。

3. 掌握 G 带染色体带纹特征 由于受实验条件及其他因素的影响，通常 G 显带技术显示的带纹数少于标准带型。在实际工作中，从事染色体检测的工作人员归纳、总结了各号染色体 G 带带纹的主要特征，并编成 G 带歌诀。在理解的基础上熟记 G 带歌诀，有助于掌握 G 带染色体的带纹特征，从而识别各号染色体。

"G 带歌诀"如下。

"一秃二蛇三蝶飘，四像鞭炮五黑腰。六号短空小白脸，七盖八下九苗条。十号 q 三近带好，十一低来十二高。十三十四十五号，3 个长臂一二一。十六长臂缢痕大，十七长远带脚镣。十八白头肚皮大，十九中间一黑腰。二十头重脚底轻，二十一像葫芦瓢。二十二一点 Y 黑腰，Xpq 一肩挑。"

第六章　实验误差与数据处理

一、误差

在进行定量分析实验测定过程中，很难使测量出来的数值与客观存在的真实值完全相同，真实值与测量值之间的差别称为误差，通常用准确度和精密度来评价测量误差的大小。

（一）准确度

准确度是实验分析结果与真实值相接近的程度，通常用误差的大小表示，误差越小，准确度越高，误差可分为绝对误差和相对误差。

$$绝对误差 = 测定值 - 真实值$$

$$相对误差（\%）= 绝对误差/真实值 \times 100\%$$

例：用分析天平称得两种蛋白质的重量各为 2.1750g 和 0.2175g，假定两者的真实值各为 2.1751g 和 0.2176g，则称量的绝对误差应分别为：

$$2.1750 - 2.1751 = -0.0001（g）$$

$$0.2175 - 0.2176 = -0.0001（g）$$

它们相对误差应分别为：

$$（-0.0001/2.1751）\times 100\% = -0.005\%$$

$$（-0.0001/0.2176）\times 100\% = -0.05\%$$

由此可见，两种蛋白质称量的绝对误差虽然相等，但当用相对误差表示时，就可以看出第一份称量的准确度比第二份的准确度大 10 倍。显然，当被称量的物体的重量较大时，称量的准确度就较高，所以应该用相对误差来表示分析结果的准确度，但由于真实值是并不知道的，因此在实际工作中无法算出分析的准确度，只能用精密度来评价分析的结果。

（二）精密度

精密度是指在相同条件下，进行多次测定后所得数据相近的程度，精密度一般用偏差来表示。偏差也分为绝对偏差和相对偏差。

$$绝对偏差 =（绝对偏差/算术平均值）\times 100\%$$

当然，和误差的表示方法一样，用相对偏差来表示试验的精密度，比用绝对偏差更有意义。在实验中，对某一样品通常进行多次平行测定，求得其算术平均值，作为该样品的分析结果。对于该结果的精密度则有多种表示方法，这里介绍常用的两种方法。

1. 平均绝对偏差和平均相对偏差表示法

例：分析某一蛋白质制剂含氮量的百分数。共测 5 次，其结果分别为

16.1%、15.8%、16.3%、16.2%、15.6%，用来表示精密度的偏差可计算如下（表1-6-1）。

表1-6-1　平均绝对偏差和平均相对偏差表示法

分析结果（%）	算术平均值（%）	个别测定值的绝对偏差（%，不计正负）
16.1		0.1
15.8		0.2
16.3	16.0	0.3
16.2		0.2
15.2		0.5

平均绝对偏差 =（0.1% + 0.2% + 0.3% + 0.2% + 0.5%）/5 = 0.2%；平均相对偏差 =（0.2/16.0）× 100% = 1.25%；最终测定结果可用数字（16.0 ± 0.2）%表示。

2. 标准差法

例：测定血清钙含量，重复 6 次，结果分别为 9.90mg%、9.96mg%、9.94mg%、9.96mg%、9.90mg%、9.90mg%。

精密度计算如下。

先求其算术平均值：

平均值 =（9.90 + 9.96 + 9.94 + 9.96 + 9.90 + 9.90）/ 6mg% = 9.93mg%

后求其算术的绝对值：

∵ 绝对偏差（b）= 每次测定值 − 平均值

∴ b_1 = 9.90 − 9.93 = −0.03

b_2 = 9.90 − 9.93 = +0.03

b_3 = 9.94 − 9.93 = +0.01

b_4 = 9.96 − 9.93 = +0.03

b_5 = 9.90 − 9.93 = −0.03

b_6 = 9.90 − 9.93 = −0.03

求出标准差：

$$s = \pm\sqrt{\left(\sum b^2\right)/ (n-1)} = \pm 0.03\% \quad n \text{为测定次数}$$

结果表示用"平均值 ± 标准差"，即（9.93 ± 0.03）mg%

应该指出，误差和偏差具有不同的含义，误差以真实值为标准，而偏差以平均值为标准，由于物质的真实值一般是无法知道的，所以我们平时所说的真实，其实只是采用各种方法进行多次平行分析所得的相对正确的平均值，用这一平均值代替真实值来计算误差，得到的结果仍然只是偏差。

还应指出，用精密度来评价分析结果有一定局限性。分析结果的精密度很高

（即平均相对偏差很小）并不一定说明实验准确度也很高。因为如果分析过程中存在有系统误差，可能并不影响每次测量数值之间的重合程度，即不影响精密度。但此分析结果却必然偏离真实值，也就是分析的准确度并不一定很高，当然，若是精密度也不高，则无准确度可言。

二、产生误差的原因和校正

产生误差的原因很多，一般根据误差的性质和来源，将其分为系统误差和偶然误差两类。

（一）系统误差与分析结果的准确度有关

系统误差是由分析过程中某些经常发生的原因所造成的，对分析结果的影响比较稳定，在重复测定时，常常重复发现。系统误差的来源主要有以下几种。

1. 方法差　由分析方法本身所造成的，如容量分析中等当点和滴定点不完全符合等。

2. 仪器误差　因仪器本身不够精密所造成的，如天平砝码、量器等不够准确。

3. 试剂误差　来源于试剂或蒸馏水的不纯。

4. 操作误差　基于每个人掌握操作规程与控制条件常有出入而造成，如不同的操作者对滴定终点颜色变化会有差别等。

为减少系统误差常采取下列措施：

（1）空白试验：为了消除由试剂等因素引起的分析误差，可以在不加样品的情况下，按照与样品测定完全相同的操作步骤，在完全相同的条件下进行分析，所得的结果为空白值，将样品分析的结果扣去空白值，可以得到比较准确的结果。

（2）回收率测定：做这种测定时，取一标准物质（其中组分含量已知），添加到待测的未知样品中，与待测的未知样品同时做平行测定，测得的添加标准物量与实际所取得的标准物量之比的百分率就称为回收率，这样由标准样品测得的回收率可以用来检验、表达某些分析过程的系统误差，因为系统误差愈大，回收率愈低。

（3）仪器校正：对测定仪器（如砝码、容量器等）进行校正，以减少误差。

（二）偶然误差与分析结果的精密度有关

偶然误差来源于难以预料的因素，或是由于取样不均匀，或是因为测定过程中某些不易控制的外界因素的影响，这些因素时隐时现。为减少偶然误差，一般采取以下措施：

（1）平均取样：动、植物新鲜组织可制成匀浆后取样。

（2）多次取样：进行多次平行测定，然后取算术平均值，可减少偶然误差。

除以上两类误差外，还有人为操作事故引起的"过失误差"，如读错刻度、溶液溅出、加错试剂等，这时可能出现一个很大的"误差值"，在计算算术平均值时，此种数值应弃去不用。

三、有效数字

在生化定量分析中，除了要选择准确度和精密度符合要求的实验方法、测定数值力求准确、计算无误外，还应在记录数据和计算时，注意有效数字的取舍。

有效数字应是实际可能测量到的数字，包括所有"可靠数字"和最后一位"欠准数字"，应选取几位有效数字取决于实验方法与所用仪器的精确程度。

例：用分析天平称得某些质量 1.1415g，是五位有效数字，而用台秤称得该物质为 1.14g，则只有三位有效数字。又如，读取某滴定管液面刻度为 16.25ml，是四位有效数字。

上面各数字的最后一位数字是不可靠的，称为"欠准数字"或"可疑数"，也称为估计值，其他的数字均是准确的"可靠数字"。因此，所谓有效数字，即在一个数值中除最后一位是可疑数外其他各数都是确定的。

数字 1、2、3……9 都可作为有效数字，只有"0"特殊，它在数字中间或数字后面时，是有效数字，但在数字前面时，它只是定位数字，用来表示小数点位置，而不是有效数字。

例：1.26014，六位有效数字；12.001，五位有效数字；21.00，四位有效数字；0.0212，三位有效数字；0.0010，二位有效数字；200，有效数字不明确。

在 200 中，后面的 0 可能是有效数字，也可能是定位数字，为了避免混乱，一般写成标准式，如（65000 ± 1000）写成（6.5 ± 0.1）$\times 10^4$ 或（6.50 ± 0.10）$\times 10^4$ 或（6.500 ± 0.100）$\times 10^4$，它们的有效数字依次为二、三、四位。

有效数字运算规则大致可归纳如下：

（1）加减法：几个数相加或相减时，有效数字的保留应以小数点后位数最少的数字为准。

例：$38.2 + 1.3 + 1.11 = 40.61$

结果应为 40.6。

（2）乘除法：几个数值相乘或相除时，其积或商所保留的有效数字位数与各运算数字中有效数字最少的相同。

例：（0.1545×3.1）$/0.112 = 4.3$

还应指出，有效数字位数最少的那个数，首位是 8 或 9 时，而其结果的首位数不是 8 或 9，应多保留一位。

例：$9.12 \times 2.011 = 18.34$

有效数字最后一位为"可疑数字"，若一个数值没有可疑数字便可视为无限有效。例如将 7.12g 样品二等分，每份重量

$$7.12/2 = 3.56（g）$$

式中除数 2 不是测量所得，不是可疑数，可把它视为无限多位有效数字。其他如 π、e、常数及 $\sqrt{2}$ 等有效数字的位数也可认为是无限的。

四、数据处理

对实验中所得的一系列数据，采取适应的方法进行整理、分析，才能准确地反映出被研究对象的数量关系。在生化实验中，通常采用列表法或作图法来表示实验结果，以使结果表达得清楚、明了，而且可以减少或弥补某些测定的误差。根据对标准样品的一系列测定，也可以列出表格或绘制标准曲线，可由测定数据直接查出结果。

1. 列表法　将实验所得各数值用适当的表格列出，并表示它们之间的关系，通常数据的名称和单位写在标题栏中，表内只填写数字。数据应正确反映测定的有效数字，必要时应计算出误差值（表 1-6-2）。

表 1-6-2　血清总蛋白测定时各管所加的试剂及测定结果

	空白管	标准管	测定管
血清（ml）	–	–	0.10
蛋白标准液（8mg/ml）（ml）	–	1.00	–
0.9%NaCl（ml）	2.00	1.00	–
双缩脲试剂（ml）	3.00	3.00	3.00
光密度	–	0.400	0.450
血清总蛋白（g）	–	–	8.75

2. 作图法　实验所得到的一系列数据之间的关系及其变化情况，可以用图线直观地表现出来，作图时通常先在坐标纸上确定坐标轴，标明轴的名称和单位，然后将各数值点用"+"字或"×"字标注在图纸上，再用直线或曲线把各点连接起来。图形必须是很平滑的，可以不通过所有的点，而要求线两旁偏离的点分布较均匀。在画线时，个别偏离过大的点应当舍去，或重复实验校正之。采用作图法至少要有五个以上的点，否则没有意义。

第二篇　基础性实验

实验一　细胞的基本形态结构

【实验目的】

1. 学习临时装片制片技术及显微绘图的方法。

2. 学习光镜下动、植物细胞的基本形态和结构，理解细胞的形态、结构与功能的关系。

【实验原理】

临时装片是将要用显微镜观察的材料临时做成装片，其材料是从生物体获取的活的组织或细胞，经染色后即可用显微镜观察。根据组织结构的来源不同，临时装片有贴片、铺片、涂片及压片等之分。临时装片的制备简便易行，可用于细胞形态及基本结构的观察。

细胞的形态、结构与其功能密切相关，分化程度较高的细胞更为明显。例如，具有收缩功能的肌细胞为细长形，具有感受刺激和传导冲动功能的神经细胞有长短不一的树枝状突起，游离的血细胞为圆形、椭圆形或圆饼形，哺乳类的红细胞为双凹透镜型。不论细胞的形状如何，光镜下细胞的一般结构均分为细胞膜、细胞质和细胞核三部分，但也有例外，哺乳类的红细胞成熟时细胞核消失。

【实验操作】

1. 人口腔黏膜上皮细胞　制片：在清洁载玻片一端滴 1 滴 0.2%亚甲蓝染液（或 1%碘液），另一端滴 1 滴生理盐水，然后用消毒牙签的钝端轻轻刮取颊部内侧的口腔黏膜，将含有上皮细胞黏液的牙签，平行放在载玻片上的染液中，来回滚动数次，以使细胞落入染液中，染色 2～3min；另取一牙签，以同样的方法，使口腔上皮细胞落入生理盐水中。玻片两端均加盖玻片，盖玻片周围如有多余染液，可用吸水纸吸去。

镜检：观察染色一端标本时，先用低倍镜寻找细胞，可见口腔黏膜上皮细胞染成蓝色（碘液染色为黄褐色）成群或散在分布。选择分散良好的细胞，换用高倍镜观察，可见细胞呈扁椭圆形、多边形或不规则形；卵圆形细胞核位于中央，染成深蓝色，有的核中可见核仁；胞质均匀一致，浅蓝色，精细调焦，其中可见大小不等的颗粒（图 2-1-1）。观察未染色的标本时，有何发现？与染色的标本相比，如何调节视野的亮度才能取得好的观察效果？

2. 洋葱表皮细胞　制片：取一擦净的载玻片，滴 1 滴 1%碘液；将洋葱嫩茎用小刀切成小块，取 1 块肉质鳞叶，用镊子在其内表面轻轻撕下一小块表皮，再用剪刀剪成 3～4mm² 的小块，置于载玻片的染液中铺平；染色 2～3min 后，盖上盖玻片，用吸水纸吸去盖玻片周围多余的染液。

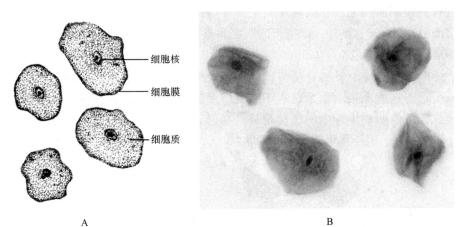

图 2-1-1　人口腔黏膜上皮细胞图

A. 模式图；B. 显微结构图

镜检：低倍镜下，可见许多排列整齐、彼此相连的长菱形细胞；细胞表面有较厚的细胞壁，这是植物细胞的主要特征，细胞膜因紧贴细胞壁而无法分辨。高倍镜下，可见细胞核椭圆形，位于细胞中央，染成黄色；成熟的细胞由于液泡的挤压，核位于质膜边缘；转动细调螺旋，可见核内有 1～2 个折光较强、染成深黄色的核仁。细胞质中可见 1 个或数个液泡及微细颗粒（图 2-1-2）。

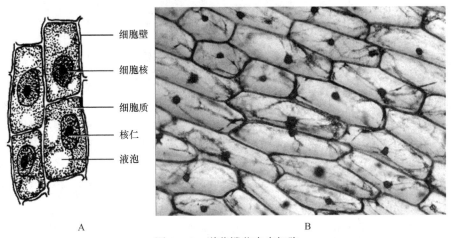

图 2-1-2　洋葱鳞茎表皮细胞

A. 模式图；B. 显微结构图

3. 蟾蜍脊髓前角运动神经细胞　制备压片：取蟾蜍 1 只，捣毁脊髓法处死，在口裂处剪去头部，除去延脑，将手术剪插入椎管暴露处，沿脊椎背面两侧分别纵向剪开椎管，暴露乳白色的脊髓。先用手术剪剪取中段脊髓约 0.5cm 长，放在培养皿内，用两栖类 Ringer's 液洗去血液，并用滤纸将液体吸净；然后将洗净的脊髓横断面朝上放在载玻片上，滴 1 滴 1%甲苯胺蓝染液于标本上，染色3～5min；最后盖上盖片，以拇指的腹面垂直向下用力压标本，用吸水纸吸去溢出的染液，继续染色 5～10min。

镜检：低倍镜下可见脊髓前角运动神经细胞很大，形态不规则，多呈三角形或星形等；胞质染成蓝紫色，中央有圆形的细胞核，部分核内可看到大而圆的核仁；细胞向周围伸出的突起是神经突起。染色较深的小细胞是神经胶质细胞（图 2-1-3）。镜下还可看到什么细胞？

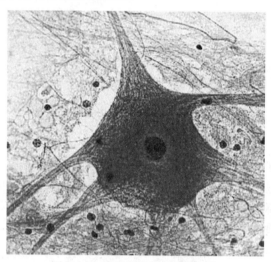

图 2-1-3　脊髓前角运动神经细胞

4. 蟾蜍肝细胞　制备压片：剪开蟾蜍胸腹腔，暴露出暗红色的肝，在肝的边缘处取 2mm³ 左右一小块，放在培养皿内（注意，标本量一定不能太多）。用两栖类 Ringer's 液清洗，并用镊子轻压将肝组织中的血挤出，然后放在载玻片上，用眼科剪将肝组织块进一步剪碎，弃去稍大块组织，滴 1 滴 0.2%亚甲蓝染液染色 3～5min，盖上盖玻片，用解剖针柄轻轻敲击盖玻片压片，继续染色 5～10min。

镜检：镜下观察，可见肝细胞紧密排列，寻找单个的肝细胞或不重叠的肝细胞，可见肝细胞多边形，核染成蓝色，注意形状和数目。

5. 蟾蜍骨骼肌细胞　制片：剪开蟾蜍腿部皮肤，剪下一小块肌肉，放在载玻片上，用镊子和解剖针剥离肌肉块成为肌束，继续剥离可得到很细的肌纤维（肌细胞）。尽可能拉直肌纤维。

镜检：镜下观察，肌细胞为细长形，可见折光不同的横纹，每个肌细胞有多个核，分布于细胞的周边。

6. 蟾蜍血细胞 制备血涂片：将蟾蜍心脏剪开一小口，用吸管吸取血液，滴 1 小滴于载玻片的右端，右手将另一张载玻片的一端放在血滴的左侧，然后后移至接触血滴，并使血滴沿其边缘展开，最后以 30°～45°平稳地将载玻片推向玻片的左端。推片时，作为推片的载玻片要与下方的载玻片贴紧，动作稍快，室温下晾干（图 2-1-4）。本次实验也可多制备几张血涂片，以备以后实验用。

染色：取晾干的血涂片，在血膜薄而均匀的区域用蜡笔画一圆圈，在圆圈内滴加几滴瑞氏染液。约 1min 后，在染液上滴加等量的去离子水稀释染液，继续染 2～3min。自来水冲去染液，晾干后即可镜检。

镜检：低倍镜下可见大量红细胞，白细胞数量少。高倍镜下，红细胞为椭圆形，有核；白细胞核为圆形，紫蓝色（图 2-1-5）。

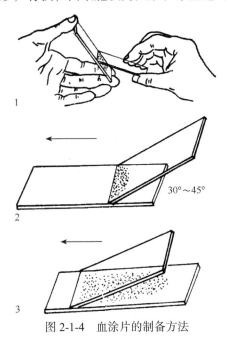

图 2-1-4 血涂片的制备方法

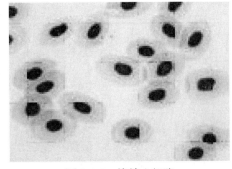

图 2-1-5 蟾蜍血细胞

7. 人血细胞 取人外周血 1 滴，制作血涂片、染色及镜检（同蟾蜍血细胞）。

【实验结果】

1. 仔细观察蟾蜍的脊髓前角运动神经细胞、肝细胞、骨骼肌细胞、血细胞及人血细胞形态结构特征，理解细胞的形态、结构与功能的关系。

2. 绘制高倍镜下人口腔黏膜上皮细胞和洋葱细胞形态结构图。

【分析讨论】

1. 试说明蟾蜍运动神经细胞和肝细胞的形态结构特点，并比较两者的异同点。

2. 试说明人红细胞和蟾蜍红细胞在形态结构上的异同点。

【实验用品】

1. 动物或植物 洋葱、蟾蜍。

2. 器材 显微镜、擦镜纸、载玻片、盖玻片、吸水纸、清洁纱布、消毒牙签、镊子、剪刀、培养皿。

3. 试剂

（1）0.2%亚甲蓝染液：取亚甲蓝 0.2g，加去离子水溶解，定容至 100ml。

（2）1%碘液：取碘片 1g、碘化钾 2g，加去离子水溶解，定容至 100ml。

（3）0.65%Ringer's 液（两栖类用）：取 NaCl 6.5g、KCl 0.14g、$CaCl_2$ 0.12g、$NaHCO_3$ 0.2g、NaH_2PO_4 0.01g，加去离子水溶解，定容至 1000ml。

（4）其他试剂：生理盐水、瑞氏染液、1%甲苯胺蓝染液。

（蔡绍京　刘　永）

实验二 细胞的显微结构与超微结构

【目的要求】

1. 学习光学显微镜下细胞器的形态结构、在细胞内的分布及细胞超微结构特点。

2. 学习线粒体、液泡系的超活染色原理、方法、基本形态及其在细胞内的分布。

【实验原理】

细胞活体染色是运用某些无毒或毒性较小的染色剂，使活细胞或组织着色，从而使细胞内某些结构或组分以自然状态显示的染色方法。用作细胞活体染色的染色剂具有专一性，不影响或较少影响细胞的生命活动，对细胞和组织不产生任何物理变化和化学变化。细胞活体染色弥补了活观察法不能显示细胞精细结构的不足，也避免了固定、染色法对细胞结构破坏和造成人为假象的弊病。

细胞活体染色分为体内活体染色和体外活体染色两类。体外活体染色又称为超活染色，即从活的动植物分离出细胞或组织，以染液浸染，染料因其化学特性而被固定于活细胞的某些结构上，并使该结构显色。

碱性染料詹纳斯绿（Janus green）B 是线粒体的专一性活体染色剂，毒性较小，具有脂溶性，能穿过细胞膜及线粒体膜进入线粒体，并通过其结构中带正电荷的染色基团结合到带负电荷的线粒体内膜上。内膜上的细胞色素氧化酶可使结合的詹纳斯绿 B 始终保持氧化状态而呈蓝绿色，而线粒体周围细胞质中还原状态的詹纳斯绿 B 呈无色。

动物细胞内由单层膜形成的泡状结构属于液泡系，包括高尔基体、溶酶体、内质网、吞噬泡等。弱碱性染料中性红（neutral red）是液泡系的专一性活体染色剂，只将活细胞中的液泡系染成红色，细胞核和细胞质完全不着色。软骨细胞内含较多的粗面内质网和发达的高尔基体，能合成、分泌软骨黏蛋白及胶原纤维等，液泡系发达，因而液泡系的活体染色常以软骨组织为材料。

【实验操作】

1. 细胞显微结构

（1）线粒体：低倍镜下观察小鼠肾脏切片，可见许多圆形和椭圆形的环状结构，这是横切面的肾小管。切面上肾小管由一层紧密排列的细胞围成，细胞呈锥形，但轮廓不清；肾小管的中央是肾小管腔。换高倍镜或油镜进一步观察，肾小管细胞胞质中有许多染成蓝黑色的短杆状或颗粒状的结构，即线粒体。通常，细胞基部胞质中线粒体分布较多（图 2-2-1）。

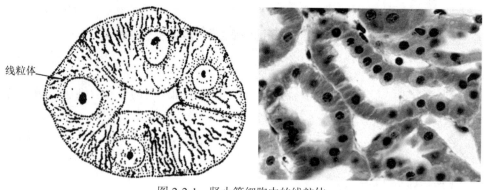

线粒体

图 2-2-1　肾小管细胞中的线粒体

　　显微镜下，铁苏木精染色的兔肝脏切片，肝细胞体积较大，呈多边形；细胞核大而圆，位于细胞中央，染色较淡；细胞质呈天蓝色，其中分布有许多染成蓝黑色的线粒体。由于肝细胞很密集，难以分清细胞边缘；可以先找细胞核，由细胞核往外找细胞的边缘，找到边缘清晰的细胞后，将细胞移至视野中央，再转换高倍镜或油镜观察。油镜下，可见肝细胞中线粒体数目不一，分布或疏或密，细胞核周围分布较多，形态呈颗粒状、线条状等。

　　观察小鼠小肠切片时，先在低倍镜下找到肠壁腔面上较大的突起——皱襞，其上分布有多数的指状小突起，即小肠绒毛（图 2-2-2），选取一绒毛结构，换高倍镜进一步观察。绒毛腔面可见一层上皮组织，基底面通过极薄的基膜（通常看不清）与结缔组织相连。上皮组织主要由柱状细胞构成，细胞核也呈柱状，核两端的胞质中可见染色较深的棒状线粒体。

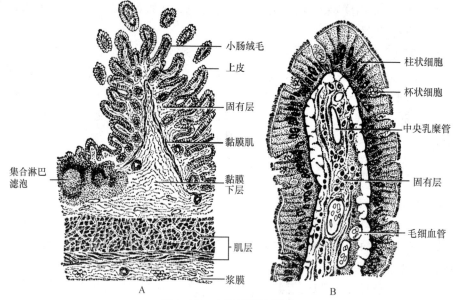

小肠绒毛
上皮
固有层
黏膜肌
黏膜下层
集合淋巴滤泡
肌层
浆膜

柱状细胞
杯状细胞
中央乳糜管
固有层
毛细血管

A
B

图 2-2-2　小肠皱襞及绒毛

A. 小肠皱襞；B. 小肠绒毛纵切

（2）高尔基体：低倍镜下，兔脊神经节切片上染成棕黄色的神经纤维束将神经节细胞（卵圆形或圆形）分隔成群；换高倍镜观察，可见到椭圆形、淡黄色的神经节细胞中央着色较淡，呈浅黄色或空泡状，此为细胞核所在部位。有的核中心可见到黄褐色、折光较强的核仁（为什么有的核中见不到核仁），核周围细胞质被染成淡黄色，其中有染成棕褐色的弯曲线状、网状、颗粒状结构分布，此即为高尔基体（图 2-2-3）。

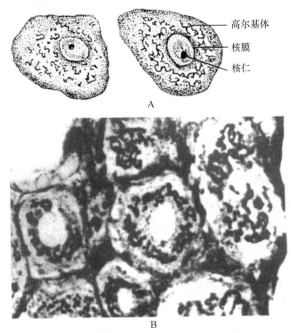

图 2-2-3　脊神经节细胞中的高尔基体

A. 模式图；B. 显微结构图

（3）中心体：低倍镜下，马蛔虫子宫腔内有许多由受精卵膜围成的大腔，即围卵腔，腔内有处于不同分裂期的受精卵细胞。在分裂中期的受精卵细胞内，可见深蓝色条状的染色体排列在赤道板上，染色体两侧的细胞两极，各有一个染成深蓝色的小颗粒——中心粒，中心粒周围的较致密物质为中心球，两者合称为中心体。高倍镜下，可见到中心体外围有放射状的细线——星射线，在两中心体之间还可见到由许多微管构成的纺锤体（图 2-2-4）。

2. 细胞超活染色

（1）动物细胞线粒体超活染色

1）取材：用空气栓塞法处死家兔，将兔子腹面向上置于解剖盘内，迅速打开腹腔，在兔肝边缘较薄处取肝组织一小块（2～3mm^3），放入盛有生理盐水或 0.9% Ringer's 液的培养皿内，用敷料镊子轻轻挤压组织块，洗去血液，直到组织块发白为止。

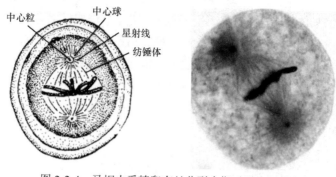

图 2-2-4　马蛔虫受精卵有丝分裂中期（示中心体）

2）染色：将肝组织块移入盛有 1/5000 詹纳斯绿 B 染液的培养皿内，染液量以肝组织块表面暴露在染液外面为度。当肝组织块边缘染成蓝绿色即终止染色，通常需要染 30min。

注意：肝组织块表面暴露在染液外面，目的是使细胞内线粒体酶系在有氧条件下，充分进行氧化反应，保持染料的氧化状态，发挥染色效能（线粒体易染色）。詹纳斯绿 B 有弱毒性，染色时间过长可致线粒体形成空泡。

3）分离细胞：将染色后的肝组织块移到载玻片上，加 1 滴生理盐水或 0.9% Ringer's 液，双手各持一把尖镊子将组织块拉碎，此过程会有单个或三五成群的细胞与组织块分离，弃去稍大的组织块，在液滴两边垫上两根短头发丝（头发丝长度与载片宽度等同），盖上盖片，待检。

4）镜检：镜下可见肝细胞中线粒体被染成蓝绿色，呈颗粒状、小泡状或线条状。

（2）植物细胞线粒体超活染色：用镊子撕取一小块洋葱表皮，放入盛有 1/300 詹纳斯绿 B 染液的培养皿内，染色 30～40min。将染好的洋葱表皮移至载玻片上，盖上盖片。显微镜观察，细胞质中蓝绿色的小颗粒即为线粒体。

（3）人口腔黏膜上皮细胞线粒体超活染色：将洁净的载玻片平放在实验台上，滴 2～3 滴中性红-詹纳斯绿 B 染液于载玻片中央。用消毒牙签钝端刮取口腔黏膜上皮细胞，先将刮取的表层黏液弃去，然后稍用力刮取，以便得到活力较强的细胞。将刮取物混合于载玻片上的染液中，盖上盖玻片，染色 5～10min。

镜下观察，口腔黏膜上皮细胞的胞质被中性红染成浅红色，核周围散在分布的短杆状、颗粒状线粒体被染成亮绿色。

（4）动物细胞液泡系超活染色

1）取材：取蟾蜍 1 只，以捣毁脊髓法处死，将其腹面向上固定于蜡盘上。剪开腹腔，在胸骨剑突最薄处取一小片剑突软骨，置于载玻片上。

2）染色：滴 2 滴 1/3000 中性红染液，染色 15min 后，用吸水纸吸去染液；加 1 滴 0.65% Ringer's 液，盖上盖玻片，从盖玻片侧面吸去多余的染液。

3）镜检：镜下可见椭圆形软骨细胞的核周围，有许多染成玫瑰红色、大小不一的小泡，此即为液泡系。

3. 细胞超微结构观察　观看细胞超微结构电镜照片或幻灯片，辨认细胞中各种细胞器的超微结构，加深理解细胞超微结构与功能的关系。细胞中的细胞器包括细胞质膜（细胞膜）、细胞核、内质网、高尔基体、线粒体、溶酶体、过氧化物酶体、中心粒、核糖体、微管和微丝等（详见第一篇第一章第二节）。

【实验结果】

1. 列表比较线粒体、高尔基体显微结构和超微结构的区别。

2. 绘出兔脊神经节细胞高尔基体显微结构图。

【分析讨论】

1. 线粒体和液泡系活体染色原理是什么？

2. 电镜下各种细胞器的超微结构特点如何？各有何功能？

【实验用品】

1. 动物、植物及石蜡切片　家兔、蟾蜍、洋葱鳞茎、小鼠肾脏切片、小鼠小肠切片、兔肝脏切片（铁苏木精染色）、兔脊神经节切片、马蛔虫子宫切片。

2. 器材　解剖器材、解剖盘、蜡盘、培养皿、载玻片、盖玻片、牙签、吸管、吸水纸（滤纸）、注射器、显微镜、擦镜纸、香柏油、二甲苯。

3. 试剂

（1）1/5000 詹纳斯绿 B：称取 0.5g 詹纳斯绿 B 溶于 50ml 0.9% Ringer's 液中，稍加热（30~40℃）使之溶解，用滤纸过滤，此滤液为 1%詹纳斯绿 B 原液。取原液 1 份、0.9% Ringer 液 49 份，两者混匀即为 1/5000 詹纳斯绿 B。詹纳斯绿 B 染液应现用现配，以保持其充分的氧化能力。

（2）0.9% Ringer's 液：NaCl 0.9g、KCl 0.042g、$CaCl_2$ 0.025g，加去离子水溶解至 100ml。

（3）0.65% Ringer's 液：见实验一。

（4）1/3000 中性红染液：称取中性红 0.1g，加去离子水溶解至 300ml，装入棕色瓶中，室温下保存。

（5）中性红-詹纳斯绿 B 染液：临用时，将 A 液和 B 液混合（混合后的染料不稳定，24h 内使用）。

A 液：詹纳斯绿 B 饱和水溶液（常温下溶解度为 5.18g）3 滴，加无水乙醇 5ml，加 1ml 中性红溶液（1/15 000，10mg 中性红溶于 150ml 去离子水，试剂瓶用黑纸包好存放冰箱）。

B 液：5ml 无水乙醇，加 20~30 滴中性红饱和水溶液（常温下中性红溶解度为 5.64g）。

（蔡绍京　刘　永）

实验三　细胞计数与显微测量

【实验目的】

1. 使用细胞计数板进行细胞计数。

2. 采用台盼蓝染色法区分死细胞、活细胞。

3. 用测微尺进行显微测量。

【实验原理】

用细胞计数板在显微镜下直接计数是常用的细胞计数方法。细胞计数板是一块特制的载玻片，其上有两个方格网（计数室），每个方格网被分为九个大方格，四个对角大方格又被分为十六个中方格。一个大方格边长是 1mm，盖上盖玻片后，盖玻片与载玻片之间的高度是 0.1mm，因此一个大方格计数室的容积为 $0.1mm^3$，即 $1 \times 10^{-4}ml$（图 2-3-1）。使用时，计数每个大方格内的细胞数目，除以 $1 \times 10^{-4}ml$，乘以稀释倍数，即为待测细胞悬液的细胞密度。

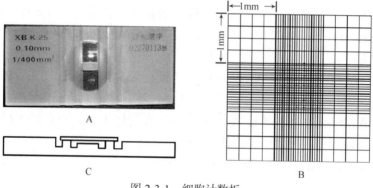

图 2-3-1　细胞计数板

A. 顶面观；B. 侧面观；C. 计数室（深 0.1mm）

细胞的存活率是反映细胞群体生活状态的重要指标，多种方法可以区分活细胞和死细胞，最常用的是染色排除法和荧光排除法。染色排除法的原理：细胞质膜是一种选择透过性膜，分子量较大的极性分子不能通透，许多染料如台盼蓝不容易穿过活细胞的质膜进入细胞内。而死细胞的细胞膜选择透过性改变，或者细胞膜完整性被破坏，台盼蓝染料能够渗入死亡细胞并使其着色。

通过配合使用显微镜目镜测微尺（简称目尺）和镜台测微尺（简称台尺），可以测量细小物体的大小，即显微测量。由于目尺刻度的长度随物镜放大倍数的不同而有改变，故用目尺测量细胞前要先确定目尺刻度的长度。根据相同长度的台尺刻度（已知）与目尺刻度的比例即可知道目尺刻度的长度。根据目尺测出的圆球形细胞的半径（r）或椭圆形细胞的长径（a）、短径（b），代入相应公式即可计算出细胞体积和核质的比例。

【实验操作】

1. 细胞计数与死、活细胞的区分

（1）细胞悬浮液的稀释：取 0.05ml HEK293 细胞悬浮液放置在 Eppendorf 管中，加入 0.2ml 生理盐水，混匀。从稀释后的细胞悬液中再吸取 0.05ml 到另一 Eppendorf 管中，加入 0.2ml 生理盐水，混匀。

（2）台盼蓝处理：向上述两支 Eppendorf 管中分别加入 0.05ml 台盼蓝溶液，颠倒混匀。

（3）充液：取两片干净的厚盖玻片分别覆盖到细胞计数板的划线区（计数板槽）上，注意盖玻片应把划线区完全覆盖。从上述两支 Eppendorf 管中分别吸取 0.05ml 细胞悬液，沿盖玻片边缘分别加到计数板的两个计数板槽上。

注意：细胞悬液过多易溢出或盖玻片漂移，过少则盖玻片内有气泡，均须重做，否则将影响计数结果。

（4）镜检计数：分别计数两个划线区四个对角大方格内细胞总数（压线的细胞数上不数下，数左不数右），取平均值（细胞总数）；同时计数其中蓝染细胞数，也取平均值（死细胞数）。

2. 显微测量

（1）测微尺：包括目镜测微尺（目尺）和镜台测微尺（台尺），两者配合使用测量细胞长度。目尺是一块可放在目镜内的特制圆形玻片，玻片的直径上有长 1cm、分为 50 个刻度的标尺。每一刻度代表的长度随不同物镜的放大倍数和镜筒的不同长度而异。台尺是中央封有圆形盖玻片的特制载玻片，盖玻片直径上有长 1mm、分为 100 个刻度的标尺，每刻度长 0.01mm（图 2-3-2A，图 2-3-2B）。

（2）标定目尺：用台尺标定目尺每小格代表的长度，步骤如下。

1）将台尺放在载物台上固定好，把刻度线移到通光孔的中央，用低倍镜观察，转动粗准焦螺旋至看清台尺的刻度。

2）取下目镜，旋下目镜的上透镜，将圆形目尺（有刻度的一面向下）放入目镜内的视场光阑上，再将目镜上透镜旋上。

3）再次观察台尺，转动目镜并移动台尺，使台尺与目尺平行、零点对齐（图 2-3-2C），记录目尺的全长所对应的台尺中的刻度数，从而计算出目尺的每刻度长度。如在低倍镜下所标定的目尺全长（50 个刻度）等于台尺 68 个刻度，即 0.68mm，则目尺每一刻度代表的长度为 0.68mm/50 = 0.0136mm，即 13.6μm。也可将目尺和台尺的起始处的刻度线对齐作为起点，向后找到两尺的下一个刻度线对齐的点作为终点，分别数出目尺及台尺起点和终点间的格数，从而计算出目尺每格代表的长度。如用高倍镜或油镜观察，需用此法重新标定目尺。

（3）细胞测量：取下台尺，换上接种有 HEK293 细胞的玻片，用目尺的中间部分测出细胞的目尺刻度数，再乘以每刻度的长度，即为细胞的实际长度。

测量时，应注意将被测量的标本移放在视野中心，因为视野中心物像最清晰，像差最小；为减少误差，在测量某种细胞时，要测量 5 个以上，取其平均值；另外，需注意视野中的亮度应均匀一致，亮度不均匀将影响测量值的准确性。

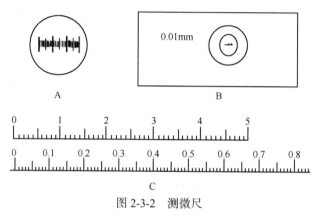

图 2-3-2　测微尺

A. 目尺；B. 台尺；C. 目尺的标定：上图为目尺，下图为台尺

【实验结果】

1. 记录两个划线区的细胞总数和蓝染细胞数。

2. 计算细胞存活率及细胞悬液的细胞密度（个/ml）。

细胞存活率（%）=（细胞总数 – 死细胞数）/ 细胞总数

细胞悬液的细胞密度（个/ml）= 一个大方格内细胞总数/（1×10^{-4}）× 稀释倍数

3. 细胞体积计算　根据细胞测量的结果计算出细胞的体积及细胞的核质比例，公式如下。

椭圆形细胞的体积（V）=（4/3）πab^2（a、b 为长、短半径）

圆球形细胞的体积（V）=（4/3）πr^3（r 为半径）

细胞的核质比例（NR）= V_n/（$V_c - V_n$）（V_n 为细胞核体积，V_c 为细胞体积）

【分析讨论】

1. 区分死活细胞的染色原理是什么？

2. 用于细胞计数的细胞悬浮液有什么特点？

3. 为什么不直接用目尺测量细胞的大小，而要先用台尺来标定目尺的每刻度的长度，然后再用目尺测量细胞的长度？

4. 进行细胞显微测量时，已在低倍镜下标定了目尺，为何换用高倍镜或油镜观察，还需重新标定目尺？

5. 绘制或拍摄的显微镜下细胞结构图中应该如何加注长度标尺？

【实验用品】

1. 细胞 生长于细胞培养瓶中和玻片上的 HEK293 细胞。

2. 器材 显微镜、荧光显微镜、离心机、Eppendorf 管、滴管、微量移液器、细胞计数板、盖玻片、测微尺等。

3. 试剂

（1）生理盐水。

（2）0.4%台盼蓝溶液。

（刘 永 蔡绍京）

实验四　HEK293 细胞的传代培养、冻存与复苏

【实验目的】

1. 学习人胚肾细胞 293（Human embryonic kidney cells 293，HEK293）传代培养的一般步骤、培养条件及操作方法。

2. 学习 HEK293 细胞冻存与复苏的原理及操作。

【实验原理】

细胞培养是指在人工模拟生理条件下，把生物体的某一组织或器官取出并分离出单个细胞，使其继续生长或繁殖的过程。细胞培养为研究者提供了一种体外研究细胞形态与功能变化的基本方法。通过细胞培养，人们可以在体外直接观察并研究物理、化学、生物信号对细胞生长、增殖、分化、衰老和死亡等过程的影响。细胞培养排除了体内因素的影响，降低了实验研究难度，提高了实验研究的准确性和可重复性。

离体培养的可分裂细胞增殖到一定密度时，其生长和分裂的速度就会减慢或停止，某些贴壁培养的细胞在长满培养器皿底部时甚至会在短时间内大量脱落并死亡。因此，要在体外持续培养细胞就必须传代，即将细胞从一个培养瓶按照 1∶2 或更高比例转移，接种到多个培养瓶中培养的过程。细胞接种后 2～3 天内分裂增殖旺盛，即指数生长期，在此期间细胞活力最好，适宜进行各种实验或传代。贴壁生长的细胞一般需先用胰酶消化，制备成单细胞悬液再传代；悬浮生长的细胞则直接分装传代或离心后再传代。

通过逐步降温冷冻至液氮中储存，可以使细胞暂时脱离生长状态而将细胞特性保留下来，在需要的时候复苏并用于实验；细胞冻存也是一种很好的细胞保种方法，能防止培养中的细胞因污染或其他意外导致细胞丢失而影响实验进度。

冻存的细胞加热融化至 37℃，在培养基中继续生长的过程称为细胞复苏。细胞复苏时，要快速加热到 37℃，复温速度太慢会造成细胞损伤；复苏时避免渗透压急剧改变；在复苏及传代的过程中尽量少用离心沉积细胞，以减少离心剪切力对细胞的破坏作用；吹打细胞要缓慢，避免用力直接吹打细胞，造成不应有的细胞损伤。HEK293 细胞是目前最为常用的用于包装及扩增腺病毒表达载体的工具细胞，具有使用方便、永生化、培养条件低、增殖周期短等优点。本实验以 HEK293 细胞为例学习细胞的传代培养、冻存与复苏。

【实验操作】

1. 细胞传代培养

（1）选取一瓶生长均匀、培养液清澈、处于指数生长期的 HEK293 细胞，在超净台中倒去瓶中的培养液，加入 5ml Hank's 平衡盐溶液（不要直接加在细胞层上），轻轻摇晃漂洗细胞后倒去。

（2）加入 3~5ml 胰蛋白酶工作液（0.25%）（临用前以 3.7% $NaHCO_3$ 溶液调 pH 至溶液颜色为鲜红色，37℃预温），37℃消化 1~2min。消化时在倒置显微镜下观察，当细胞单层收缩突起，并有少量细胞层从瓶底脱落时，迅速翻转培养瓶，弃去胰蛋白酶工作液（如果消化时间过长，大量细胞脱落，则直接加入含 10%小牛血清的 h-DMEM 完全培养液以终止消化作用）。

（3）加入 2~3ml 含 10%小牛血清的 h-DMEM 完全培养液，用吸管反复吹打瓶底的细胞及细胞悬液，转移到离心管中，离心（200g，5min）后，用 10ml 含 10%小牛血清的 h-DMEM 完全培养液再悬浮。

（4）按照 1:5~1:3 的比例进行分装，一瓶细胞传代 3~5 瓶。也可以经细胞计数后，按照 1×10^5 个/瓶接种。补加培养液至总体积为 5ml。

（5）接种后的培养瓶，盖上瓶盖（不能完全拧紧，留出一定空隙以便于交换氧气和二氧化碳），在培养瓶上注明细胞名称、细胞代数、日期，置于 37℃ 二氧化碳培养箱中培养。第二天观察细胞贴壁生长情况。每周换液 2~3 次（半换液）。

2. 细胞冻存

（1）选取传代次数低、生长至占瓶底面积 60%~70% 的 HEK293 细胞，换液，4~6h 后进行细胞冻存。

（2）弃去培养液，加入 3~5ml 胰蛋白酶工作液消化 1~2min，待贴壁细胞单层收缩突起，并有少量细胞层从瓶底脱落时，迅速翻转培养瓶，弃去胰酶溶液。加入 5ml 含 10%小牛血清的 h-DMEM 完全培养液，用吸管反复吹打瓶底，制备成单细胞悬液。转移到离心管中，离心（200g，5min）。

（3）加入细胞冻存液混悬沉淀细胞，计数，调整细胞密度至 1×10^6~5×10^6 个/ml。将细胞悬液分装于冻存管中（每管 0.5~1.5ml），拧紧管口，标明细胞名称、代数和冻存时间。

（4）冻存管在 4℃下放置 30min 后移入–20℃冰箱放置 30min，再转入 –80℃超低温冰箱中过夜，次日转移至液氮罐中保存。或将冻存管置于程序降温机中，每分钟降 1℃，至–80℃再放入液氮罐长期储存。

3. 细胞复苏

（1）将恒温水浴锅调至 37℃，或用一大塑料烧杯盛放 37℃水。

（2）从液氮罐中取出 HEK293 细胞冻存管，核对标记后迅速置于 37℃水浴中并不断搅动，使冻存的细胞悬液尽快融化（注意：冻存管有可能发生爆炸，操作人员应戴护目镜并远离冻存管一臂距离）。

（3）在超净工作台中再次核对冻存管外的标记，用 75%乙醇消毒后打开冻存管。转移细胞悬液到玻璃离心管中，加入 10ml 含 10%小牛血清的 h-DMEM 完全培养液。

注意：加培养基应先慢后快。

（4）细胞悬液离心（200g，5min），弃去上清液。细胞沉淀加入5ml含10%小牛血清的 h-DMEM 完全培养液重悬细胞，计数，稀释细胞悬液成 2×10^4 个/ml，按 1×10^5 个/瓶（体积为5ml）接种到培养瓶，于37℃培养箱静置培养。

（5）次日更换一次培养液，继续培养并观察细胞是否贴壁生长。

【实验结果】

1. 细胞接种到新培养瓶后，镜下可见大量悬浮细胞。培养瓶放二氧化碳培养箱至少 4h 后方可移动。观察细胞是否贴壁生长，在培养瓶底是否均匀分布。

2. 在实验记录本和细胞冻存液氮罐记录卡上记录冻存细胞名称、管号、培养代数、日期、操作人员等信息。

【分析讨论】

1. 为什么培养细胞长成致密单层后必须要进行传代培养？

2. 细胞培养过程中，培养液颜色为什么会变黄？

3. 细胞培养中避免污染的关键环节有哪些？

4. 细胞冻存在临床医疗和生物制剂生产中有哪些应用？

【实验用品】

1. 细胞　冻存的 HEK293 细胞。

2. 器材（所有直接接触细胞的器材均需灭菌）　超净工作台、二氧化碳培养箱、二氧化碳气瓶、倒置显微镜、细胞计数板、带盖玻璃离心管、培养瓶、微量移液器、吸管、酒精灯、酒精棉球、试管架、冻存管、液氮罐、记号笔等。

3. 试剂

（1）高糖 DMEM 培养液（high glucose Dulbecco's modified Eagle's medium，h-DMEM）：一袋高糖 DMEM 干粉培养基（13.4g），D-葡萄糖 6g，谷氨酰胺 0.585g，HEPES 3.575g，$NaHCO_3$ 1.8g，加 700ml 双蒸水溶解，调 pH 7.0～7.2 后定容至1000ml。微孔滤膜（0.22μm）过滤除菌，无菌分装成 100ml/瓶，-20℃冻存（避光储存）。

（2）双抗母液（100×）：100 万 U 的青霉素一支，1g 链霉素，双蒸水溶解后定容至100ml，微孔滤膜（0.22μm）过滤除菌，无菌分装成 1ml/管，-20℃冻存。

（3）含 10%小牛血清的 h-DMEM 完全培养液：高糖 DMEM 培养液（h-DMEM）90ml，加入 10ml 小牛血清和 1ml 双抗母液，配成含 10%小牛血清的 h-DMEM 完全培养液（双抗终浓度为 100 U/ml 青霉素和 100μg/ml 链霉素）。

（4）Hank's 平衡盐溶液（Hank's balanced salt solution，HBSS）：NaCl 8.0g，KCl 0.402g，$Na_2HPO_4 \cdot 12H_2O$ 0.143g，KH_2PO_4 0.054g，D-葡萄糖 1g，酚红 0.2g，定容至1000ml。微孔滤膜（0.22μm）过滤除菌，于4℃储存备用。

（5）胰蛋白酶工作液（0.25%）：胰蛋白酶 0.25g，EDTA 0.02g，溶于 100ml HBSS。微孔滤膜过滤后分装，-20℃冻存。用前以 3.7% $NaHCO_3$ 调至 pH 8.0。

（6）3.7% $NaHCO_3$ 溶液：$NaHCO_3$ 3.7g，溶于 100ml 双蒸水，微孔滤膜过

滤后分装。

（7）细胞冻存液：以 h-DMEM、小牛血清及二甲基亚砜（dimethyl sulfoxide，DMSO）按照 7∶2∶1 比例配成。DMSO 选用细胞培养级别，新开封的 DMSO 不需要过滤除菌，按照无菌操作要求进行吸取、分装等。也可以采用抗 DMSO 的尼龙滤膜过滤。

（8）其他试剂：小牛血清、DMSO、0.4%台盼蓝溶液。

（刘　永　蔡绍京）

实验五　大鼠皮质神经细胞的原代培养

【实验目的】

1. 学习动物组织细胞的一般分离步骤和原理。

2. 学习大鼠皮质神经细胞原代培养的原理和操作。

【实验原理】

原代培养是指直接从机体取下细胞、组织和器官后立即进行培养，严格地说，是指成功传代之前的培养，此时的细胞保持原有细胞的基本性质。实际上，通常把第一代至第十代以内的培养细胞统称为原代培养。最常用的原代培养有组织块培养和分散细胞培养。组织块培养是将剪碎的组织块直接移植在培养瓶壁上，加入培养液后进行培养。分散细胞培养则是将组织块用机械法或化学法使细胞分散后培养。

动物组织可以通过机械方法打散为小块，再经过酶消化细胞间质从而释放单个细胞。组织被切成小块后能增加酶消化的表面积，并且酶更容易进入组织中。为了获得更多的单个细胞，使用吸管反复吹打组织碎片悬液，形成足够大的剪切力，可将细胞从组织上分离下来。

胰蛋白酶是常用的消化组织的酶，血清中含有胰蛋白酶的抑制剂，因此消化之前应将血清洗净，而加入血清则可以终止消化。需要注意的是，细胞暴露于胰蛋白酶中时间过长易造成细胞损伤，并进而释放 DNA 使溶液黏度增高，不利于收获细胞；可以通过加入核酸酶分解 DNA，减轻后者的副作用。

本实验以 Sprague-Dawley（SD）大鼠的新生鼠为原材料，分离皮质神经细胞，在无血清培养基中培养。

【实验操作】

1. 取材　出生48h内的SD大鼠用颈椎脱臼法处死后，浸入70%乙醇2~3s，将大鼠头颅置于冰冷 h-DMEM（添加双抗母液）中。用眼科手术剪剪开皮肤和颅骨，用弯头镊子取出双侧大脑，转移至另一培养皿中。加入5ml冰冷h-DMEM。

2. 分离皮质神经细胞　体视镜下用尖头镊子小心移除脑膜及表面血管，暴露双侧大脑皮质。用尖头镊子夹取 1~3mm³ 大小浅层新皮质组织，转移到另一含有 10ml 冰冷 h-DMEM 培养皿中。用弯头眼科手术剪刀将皮质组织剪碎至 0.5~1.0mm³ 大小，置于10ml 新鲜配制的 0.25%胰蛋白酶工作液中，于 37℃消化 15min；加入 10ml 含 10%胎牛血清和 10%马血清的冰冷的 h-DMEM 完全培养液以终止反应。离心（200g，5min），吸弃上层溶液，沉淀中加入 10ml 上述含牛、马血清的培养液，轻轻吹打 15 次；再次离心（200g，5min），吸弃上层溶液后，用 10ml 上述含牛、马血清的培养液悬浮细胞，轻轻吹打，200 目滤网过滤。

3. 计数　吸取上述过滤的细胞悬液 50μl，加入 Hank's 平衡盐溶液 450 μl，混匀后滴加到细胞计数板上，显微镜下计数对角的两个或四个大方格细胞总数，计算细胞悬液中的细胞密度。

4. 接种　以 1.0×10^5 个/ml 密度接种细胞于 L-多聚赖氨酸预处理的培养瓶（每瓶 5ml）或 24 孔培养板（内置 1cm×1cm 的玻片，每孔 0.5ml）中，置于 37℃、5%二氧化碳培养箱中。培养 6h 后观察细胞接种是否均匀，弃去全部培养液，加入 5ml 含 1% B-27 添加剂的 Neurobasal 无血清培养基，每周换液 2～3 次（半换液）。24～48h 后在显微镜下观察，神经细胞应长出长短不一的突起。

【实验结果】

1. 计算组织消化后获得的细胞密度及细胞总数。

2. 细胞静置培养 6h 以上方可移动，24～48h 后在显微镜下观察，描述存活的神经细胞形状。

【分析讨论】

1. 细胞原代培养和传代培养有哪些区别？

2. 细胞原代培养时，从组织分离游离细胞的方法有哪些？

【实验用品】

1. 动物　出生 48h 内的 Sprague-Dawley（SD）大鼠（清洁级）。

2. 器材（所有直接接触细胞的器材必须灭菌）

（1）手术器具：眼科手术剪刀弯头、直头各 1 把，普通手术剪刀、中号镊子、尖头组织镊各 1 把，小号镊子弯头、直头各 1 把，大号镊子 1 把，200 目不锈钢滤网 1 个。

（2）玻璃器具：直径 8cm 培养皿 1 套，直径 5cm 2 套；巴斯德吸管 5～10 根；带刻度锥底离心管 2 个；50ml 玻璃烧杯 2 个。

（3）预处理的细胞培养瓶或 24 孔培养板：培养瓶中加入 L-多聚赖氨酸溶液 5ml；24 孔培养板中每孔放一片 1cm×1cm 玻片，加入 L-多聚赖氨酸溶液 200μl；于 37℃放置 30min；弃去 L-多聚赖氨酸溶液，双蒸水洗涤 2 次，置 4℃ 备用。

（4）其他：细胞培养液过滤器、配套微孔滤膜（0.22μm）、一次性无菌针头过滤器、细胞计数板、试管架、天平、玻璃离心管、Eppendorf 管、水浴锅。

3. 试剂

（1）5%多聚赖氨酸溶液：L-多聚赖氨酸 50mg 溶于 1000ml 冰冷硼酸盐缓冲液（0.15mol/L，pH 8.4）中。微孔滤膜过滤后分装，–20℃冻存备用。

（2）高糖 DMEM 培养液（h-DMEM）、Hank's 平衡盐溶液（Hank's balanced salt solution；HBSS）、胰蛋白酶工作液（0.25%）、双抗母液、3.7 % $NaHCO_3$ 溶液见实验四。

（3）含 10%胎牛血清和 10%马血清的冰冷的 h-DMEM 完全培养液：h-DMEM 80ml，加入 10ml 胎牛血清、10ml 马血清和 1ml 双抗母液。

（4）其他试剂：Gibco Neurobasal 无血清培养基，B-27 添加剂（分装成 1ml/管，–20℃冻存），胎牛血清，马血清。

（刘 永 蔡绍京）

实验六　比色法测定蛋白质的含量

测定蛋白质含量的方法很多，基本上都是根据蛋白质的物理、化学或者生物学的特性而建立的。目前常用的方法有：根据蛋白质含氮量而测定的凯氏定氮法，根据蛋白质与不同试剂发生颜色反应，从而比色测定其含量的比色法；根据蛋白结构或组成的紫外光吸收特征而测定的紫外光吸收法等。

一、双缩脲法

【实验目的】

采用双缩脲法测定溶液中的蛋白质含量。

【实验原理】

在碱性溶液中，双缩脲（H_2N—CO—NH—CO—NH_2）与二价铜离子作用形成紫红色的络合物，这一反应称为双缩脲反应。凡分子中含两个或两个以上酰胺键（—CO—NH_2），或与此相似的化学键[如—CH_2—NH_2，—CS—NH_2]的任何化合物，均可发生上述反应。

蛋白质含有两个或两个以上肽腱，肽键的本质就是酰胺键，因此在碱性溶液中蛋白质可与 Cu^{2+} 形成紫红色络合物，其颜色深浅与蛋白质含量成正比，故可用比色法测定。

双缩脲法测定浓度在 $1\sim10mg/ml$ 范围的蛋白质溶液，最常用于需要快速但并不需要十分精确的测定。硫酸铵不干扰此呈色反应，使其有利于对蛋白质纯化早期步骤的测定。

干扰此测定的物质包括在性质上是含氨基酸或肽的缓冲剂。如 Tris 缓冲剂，因为它们给予阳性呈色反应。Cu^{2+} 也容易被还原，有时发现出现红色沉淀。

【实验操作】

取 7 支试管，编号，按表 2-6-1 加入试剂。

表 2-6-1　实验试剂

管号	1	2	3	4	5	6	7
标准蛋白质溶液（ml）	0.00	0.20	0.40	0.60	0.80	1.00	—
待测样品溶液（ml）	—	—	—	—	—	—	0.80
去离子水（ml）	1.00	0.80	0.60	0.40	0.20	0.00	0.20
双缩脲试剂（ml）	4.00	4.00	4.00	4.00	4.00	4.0	4.00

混匀，在室温下（$20\sim25℃$）放置 30min，以 1 号管为对照，于 540nm 处进行比色测定。

【实验结果】

1. 记录每个试管中溶液的吸光度 A_{540}。

2. 以标准牛血清白蛋白质量为横坐标，吸光度为纵坐标，绘制标准曲线。

3. 对照标准曲线求出待测样品溶液中的蛋白质浓度。

【分析讨论】

1. 简述双缩脲法测定蛋白质含量的原理。

2. 简述双缩脲法测定蛋白质含量的适用条件。

【实验用品】

1. 材料

（1）标准蛋白质溶液（10mg/ml）：以 H_2O 或 0.9%NaCl 溶解牛血清白蛋白（BSA），配制成 10mg/ml 的标准蛋白质溶液。BSA 要预先用微量凯氏定氮法测定蛋白含量，根据其含量称量配制成标准蛋白质溶液。

（2）待测样品溶液：未知浓度蛋白质溶液。

2. 器材 722 型分光光度计、玻璃试管、刻度吸管、洗耳球等。

3. 试剂 双缩脲试剂：取 1.50g 硫酸铜（$CuSO_4 \cdot 5H_2O$）和 6.00g 酒石酸钾钠（$NaKC_4H_2O_6 \cdot 4H_2O$）用 500ml 去离子水溶解，在搅拌下加入 10%NaOH 溶液 300ml，用水稀释到 1L，储存于塑料瓶内（或内壁涂以石蜡的瓶中）。此试剂可长期保存。若贮瓶中有黑色沉淀出现，则需要重配制。

二、Folin-酚试剂法（Lowry 法）

【实验目的】

采用 Folin-酚试剂法测定溶液中的蛋白质含量。

【实验原理】

Folin-酚试剂法所用的试剂是由两部分组成的。试剂甲相当于双缩脲试剂，可与蛋白质中的肽键发生双缩脲反应。试剂乙（磷钨酸和磷钼酸混合液）在碱性条件下极不稳定，易被酚类化合物还原生成蓝色化合物钼蓝。由于蛋白质中含有带酚羟基的酪氨酸，故有此呈色反应，蓝色深浅与蛋白质含量相关，可通过比色法测定溶液的吸光度反映蛋白质的含量。

Folin-酚试剂法比双缩脲法灵敏 100 倍，适于测定蛋白质浓度在 20~400μg/ml 的蛋白质溶液。但此方法费时较长；对双缩脲反应具有干扰作用的物质同样容易干扰此方法对蛋白质含量的测定，而且对后者的影响还要大得多；所测蛋白质样品中若含酚类或柠檬酸，此方法也会受到干扰。

另外，采用 Folin-酚试剂法进行蛋白含量测定时，加 Folin 试剂（Folin-酚试剂乙）要特别小心，因为 Folin 试剂仅在酸性条件下稳定，但上述还原反应只是在 pH = 10 的情况下发生，故当 Folin 试剂加到碱性的铜-蛋白质溶液中时，必须立即混匀，以便在磷钼酸-磷钨酸试剂被破坏之前，氧化还原反应即能发生。

若多肽或蛋白质浓度在 5～25μg/ml，波长采用 750nm；25～200μg/ml，波长采用 600nm；200～250μg/ml，则采用 500nm 为宜。

【实验操作】

取 8 支试管，编号，按表 2-6-2 加入试剂。

表 2-6-2　实验操作

管号	1	2	3	4	5	6	7	8
标准蛋白质溶液（ml）	0	0.10	0.20	0.40	0.60	0.80	1.00	—
待测样品溶液（ml）	—	—	—	—	—	—	—	0.20
去离子水（ml）	1.00	0.90	0.80	0.60	0.40	0.20	0.00	0.80
Folin-酚试剂甲（ml）	2.00	2.00	2.00	2.00	2.00	2.00	2.00	2.00
混匀，室温下放置 10min								
Folin-酚试剂乙（ml）	0.20	0.20	0.20	0.20	0.20	0.20	0.20	0.20

立即摇匀，30℃保温（或室温下放置）30min，以 1 号管为对照，于 500nm 处比色，测定各溶液吸光度。

【实验结果】

1. 记录每个试管中溶液的吸光度 A_{500}。

2. 以牛血清白蛋白含量为横坐标，吸光度为纵坐标，绘制标准曲线。

3. 对照标准曲线求出待测样品溶液中的蛋白质浓度。

【分析讨论】

1. 简述 Folin-酚试剂法测定蛋白质含量的原理。

2. 简述 Folin-酚试剂法测定蛋白质含量的适用条件。

【实验用品】

1. 材料

（1）标准牛血清白蛋白溶液（0.25mg/ml）：以 H_2O 或 0.9%NaCl 溶解牛血清白蛋白（BSA），配制成 250μg/ml 的标准蛋白质溶液。BSA 要预先用微量凯氏定氮法测定蛋白质含量，根据其含量配制成标准蛋白质溶液。

（2）待测样品溶液：未知浓度蛋白质溶液。

2. 器材　722 型分光光度计、玻璃试管、刻度吸管、洗耳球等。

3. 试剂

（1）Folin-酚试剂甲：由下述四种溶液配制。①4%Na_2CO_3 溶液；②0.2mol/L NaOH 溶液；③1%硫酸铜溶液（$CuSO_4 \cdot 5H_2O$）溶液；④2%酒石酸钾钠（$NaKC_4H_2O_6 \cdot 4H_2O$）溶液。在使用前，将①与②等体积混合配成碳酸钠-氢氧化钠溶液，将③与④等体积混合配成硫酸铜-酒石酸钾钠溶液。然后将这两种溶液按 50：1 的比例混合，即为 Folin-酚试剂甲。试剂只能用一天，过期失效。

（2）Folin-酚试剂乙（Folin 试剂）。

三、考马斯亮蓝 G-250 染色法

【实验目的】

采用考马斯亮蓝 G-250 染色法测定溶液中蛋白质的含量。

【实验原理】

考马斯亮蓝染色法又称为 Bradford 法，利用染料考马斯亮蓝与蛋白质结合的原理而设计。考马斯亮蓝在酸性溶液中为棕红色，当它与蛋白质中的碱性氨基酸（特别是精氨酸）和芳香族氨基酸残基通过疏水键和范德瓦尔斯力结合后变为蓝色，颜色的深浅与溶液中蛋白质的浓度成正比，可在 595nm 处比色测定溶液吸光度，来反映蛋白质含量。

考马斯亮蓝 G-250 染色法反应快、操作简便、消耗样品量少。但不同蛋白质之间差异较大，且标准曲线线性较差。测定范围为 0.01～1.0mg/ml。高浓度的 Tris-EDTA、尿素、甘油、蔗糖、丙酮、硫酸铵、去垢剂对测定有干扰。缓冲液浓度过高会改变测定液 pH，影响显色。

【实验操作】

取 8 支试管编号，按表 2-6-3 加入试剂。

表 2-6-3　实验操作

管号	1	2	3	4	5	6	7	8
酪蛋白标准溶液（ml）	0.00	0.10	0.20	0.30	0.40	0.50	0.60	—
待测样品溶液（ml）	—	—	—	—	—	—	—	0.5
去离子水（ml）	0.60	0.50	0.40	0.30	0.20	0.01	0.00	0.10
考马斯亮蓝溶液（ml）	3.00	3.00	3.00	3.00	3.00	3.00	3.00	3.00

混匀，室温下放置 15min，以 1 号管为对照，于 595nm 处比色测定各溶液吸光度。

【实验结果】

1. 记录每个试管中溶液的吸光度 A_{595}。

2. 以牛血清白蛋白含量为横坐标，吸光度为纵坐标，绘制标准曲线。

3. 对照标准曲线求出未知蛋白样品的浓度。

【分析讨论】

1. 简述考马斯亮蓝 G-250 染色法测定蛋白质含量的原理。

2. 简述考马斯亮蓝 G-250 染色法测定蛋白质含量的适用条件。

【实验用品】

1. 材料

（1）标准牛血清白蛋白溶液（0.1mg/ml）：称取牛血清白蛋白粉末 10mg，

溶于 H_2O，并定容至 100ml。

（2）待测样品溶液：未知浓度蛋白质溶液。

2. 器材 722 型分光光度计、玻璃试管、刻度吸管、洗耳球等。

3. 试剂 考马斯亮蓝溶液：称取 100mg 考马斯亮蓝 G-250 溶解于 50ml 95% 乙醇中，加 85% H_3PO_4 100ml，加水稀释到 1 L。该溶液可保存数月。

（尹晓慧 关秋华）

实验七 紫外吸收法测定蛋白质含量

【实验目的】

采用紫外吸收法测定溶液中的蛋白质含量。

【实验原理】

蛋白质分子中因为含有酪氨酸及色氨酸等带有共轭双键的氨基酸残基，所以蛋白质具有吸收紫外光的性质，吸收峰在 280nm 处。蛋白质溶液的 280nm 吸光度（A_{280}，或称光密度 OD_{280}）与其浓度成正比，因此可做定量测定。

紫外吸收法可测定 0.1～0.5mg/ml 的蛋白质溶液。该测定方法简单、灵敏、快速、不消耗样品，低浓度的盐类不干扰测定。因此，在蛋白质和酶的生化制备中广泛应用，特别是在柱层析的分离中，利用 280nm 进行紫外检测，来判断蛋白质的吸附或洗脱情况是最常用的方法。

但是，利用紫外吸收法测定蛋白质含量准确度较差，这是由于：①对于测定那些与标准蛋白质中酪氨酸和色氨酸含量差异较大的蛋白质，有一定误差。故该法适于测定与标准蛋白质氨基酸组成相似的蛋白质。②由于核酸在 280nm 波长处也有光吸收，对蛋白质的测定有干扰作用。但核酸的最大吸收峰在 260nm 处，如同时测定 260nm 的吸收峰，通过计算可消除其对蛋白质测定的影响。在溶液中存在核酸时，同时测定 280nm 及 260nm 的吸收值，根据下式可计算蛋白质浓度：蛋白质浓度（mg/ml）= $1.45A_{280} - 0.73A_{260}$。但因嘌呤碱和嘧啶碱一类物质在波长 280nm 和 260nm 处也有光吸收作用，故核酸含量必须在 20%以下。$A_{280}/A_{260} > 1.5$ 时方可采用上述公式。

如为纯蛋白质样品，可根据该蛋白质在 280nm 附近的消光系数，直接测定蛋白质的含量。根据公式 $A_{280} = E_{1cm}^{1\%} \cdot C/10$，只要测定该蛋白质溶液的 A_{280}，利用该蛋白质的 $E_{1cm}^{1\%}$，就可计算其浓度，C（mg/ml）=（$A_{280}/E_{1cm}^{1\%}$）× 10。例如，牛血清白蛋白在 280nm 波长处的 $E_{1cm}^{1\%}$ 为 6.8，待测样品中牛血清白蛋白含量可用下式计算：

样品中牛血清白蛋白浓度（mg/ml）=（$A_{280}/6.8$）× 10

大多数蛋白质在 280nm 的 $E_{1cm}^{1\%}$ 在 5～25 变化。某些蛋白质在 280nm 的 $E_{1cm}^{1\%}$ 如表 2-7-1 所示。

表 2-7-1 某些蛋白质在 280nm 的 $E_{1cm}^{1\%}$

蛋白质	$E_{1cm}^{1\%}$	蛋白质	$E_{1cm}^{1\%}$
人血清白蛋白	6	酪蛋白	10
牛血清白蛋白	6.8	牛胰岛素	10
卵清白蛋白	7.5	过氧化氢酶	12.5

续表

蛋白质	$E_{1cm}^{1\%}$	蛋白质	$E_{1cm}^{1\%}$
胃蛋白酶	13.1	细胞色素 C	19.5
γ-球蛋白	14.3	α-胰凝乳蛋白酶	20.8
血红蛋白	15.6	溶菌酶	22.8

【实验操作】

取 9 支试管编号，按表 2-7-2 加入试剂。

表 2-7-2　实验操作

管号	1	2	3	4	5	6	7	8	9
标准蛋白质溶液（ml）	0.00	0.50	1.00	1.50	2.00	2.50	3.00	4.00	—
待测样品溶液（ml）	—	—	—	—	—	—	—	—	1.00
去离子水（ml）	4.00	3.50	3.00	2.50	2.00	1.50	1.00	0.00	3.00

混匀，以 1 号管为对照，用紫外分光光度计测定各溶液 A_{280}。

【实验结果】

1. 记录每个试管中溶液的吸光度 A_{280}。

2. 以蛋白质含量为横坐标，A_{280} 为纵坐标，绘制标准曲线。

3. 由标准曲线求出待测样品溶液中的蛋白质浓度。

【分析讨论】

1. 简述紫外吸收法测定蛋白质含量的原理。

2. 简述紫外吸收法测定蛋白质含量的适用条件。

【实验用品】

1. 材料

（1）标准蛋白质溶液（任选一种）。

1）牛血清白蛋白溶液：准确称取经凯氏定氮法校正的结晶牛血清白蛋白，配制成浓度为 1mg/ml 的溶液。

2）卵清蛋白溶液：将约 1g 卵清蛋白溶于 100ml 0.9%NaCl 溶液中，离心，取上清液，用凯氏定氮法测定蛋白含量。根据测定结果，用 0.9%NaCl 溶液稀释卵清蛋白溶液，使其蛋白质含量为 1mg/ml 的溶液。

（2）待测样品溶液：未知浓度蛋白质溶液。

2. 器材　752 紫外分光光度计、玻璃试管、刻度吸管、洗耳球等。

（尹晓慧　关秋华）

实验八　SDS 聚丙烯酰胺凝胶电泳测定未知蛋白质的分子量

【实验目的】

采用不连续 SDS 聚丙烯酰胺凝胶电泳测定未知蛋白质的分子量。

【实验原理】

SDS 聚丙烯酰胺凝胶电泳（sodium dodecylsulfate-polyacrylamide gel electrophoresis，SDS-PAGE）是在样品和凝胶中加入 SDS 和强还原剂的一种变性电泳技术。十二烷基硫酸钠（sodium dodecylsulfate-polyacrylamide，SDS）是阴离子去垢剂，能使分子内和分子间的氢键断裂。强还原剂，如二硫苏糖醇（dithioth-reitol，DTT）和 β-巯基乙醇（β-mercaptoethanol，β-ME），能使半胱氨酸残基之间的二硫键断裂。在蛋白质样品中加入 SDS 和强还原剂，经加热处理，蛋白质变性解聚为多肽链，与 SDS 充分结合形成蛋白质-SDS 胶束。不同的蛋白质-SDS 胶束均呈长椭圆棒状，它们的短轴长度基本相同，长轴长度与分子量成正比，消除了蛋白质原有的形状差异对电泳相对迁移率（relative mobility，R_f）的影响。当 SDS 单体浓度大于 1mmol/L 时，大多数蛋白质与 SDS 按质量比 1∶1.4 结合，这样不同的蛋白质-SDS 胶束均带相同密度的负电荷，从而消除蛋白质原有的电荷差异对 R_f 值的影响。因此，蛋白质在 SDS-PAGE 中的 R_f 值主要取决于分子量大小。当蛋白质相对分子量处于 15～200 kDa 时，R_f 值与分子量的对数呈现线性关系。对于由亚基组成的蛋白质，SDS-PAGE 测定的是其亚基的分子量。

依据电泳形式不同，SDS-PAGE 分为圆盘和平板电泳，后者又可分为垂直平板和水平平板电泳。根据凝胶孔径和缓冲系统有无变化，SDS-PAGE 分为连续和不连续系统两大类。连续系统是在相同孔径的凝胶和相同的缓冲系统中进行电泳，而不连续系统是在不同孔径的凝胶和不同的缓冲系统中进行电泳。不连续系统对样品兼具浓缩、分子筛和电泳的联合作用，较连续电泳分辨率更高。SDS-PAGE 不连续系统一般包括浓缩胶、分离胶和电泳缓冲液。浓缩胶是低浓度均一凝胶（大孔胶），它利用快慢离子作用使蛋白质样品浓缩为一狭窄的区带。分离胶是高浓度均一凝胶（小孔胶）或浓度梯度凝胶（凝胶孔径由大到小），它通过电荷和分子筛效应使蛋白质样品按分子量大小有序分离。

SDS-PAGE 不仅适用于分离蛋白质混合物，还可初步检测蛋白质的含量并测定分子量等。本实验使用不连续 SDS-PAGE 垂直平板电泳测定未知蛋白质的分子量。虽然绝大多数蛋白质在 SDS-PAGE 中的 R_f 值与分子量的对数之间存在线性关系，但是也有一部分蛋白质除外，如电荷异常、构象异常或带有较大辅基的蛋白质等。

【实验操作】

1. 安装灌胶模具

（1）预先将两块玻璃板（包括短玻璃板和带边条的长玻璃板）清洗干净，晾干。

（2）把短玻璃板放置在带有边条的长玻璃板上，将左右边缘及底部均对齐，从而在两块玻璃板之间形成中空的长方形夹层。

（3）短玻璃板朝向外侧，将玻璃板垂直放入制胶架，外推制胶架两侧的夹子以夹紧玻璃板夹层，制成灌胶模块（注意：检查底部玻璃板边缘是否对齐）。

（4）取橡胶垫放入灌胶架底部，将灌胶模块放置于胶垫上，同时利用灌胶架顶部的塑料夹子压住长玻璃板（图 2-8-1）。

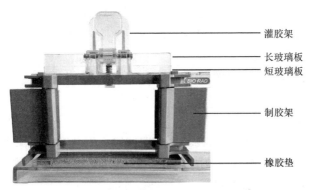

灌胶架
长玻璃板
短玻璃板
制胶架
橡胶垫

图 2-8-1 安装好的灌胶模具（Bio-Rad 公司）

2. 制备分离胶

（1）以实现最佳分辨率为依据，选择制备合适浓度的分离胶。按（表 2-8-1）所示配制相应浓度的分离胶。

表 2-8-1 配制不同浓度的 SDS-PAGE 分离胶（总体积 10ml）

试剂名称	配制不同浓度分离胶所需各试剂的体积（ml）				
	6%	8%	10%	12%	15%
去离子水	5.3	4.6	4.0	3.3	2.3
聚丙烯酰胺贮液（30%）	2.0	2.7	3.3	4.0	5.0
Tris-HCl 缓冲液（1.5 mol/L，pH8.8）	2.5	2.5	2.5	2.5	2.5
SDS（10%）	0.1	0.1	0.1	0.1	0.1
*AP（10%）	0.1	0.1	0.1	0.1	0.1
*TEMED	0.008	0.006	0.004	0.004	0.004

*为灌胶前加入，并迅速充分混匀

注：每加一种试剂均要混匀

（2）立即用胶头滴管将胶液沿长玻璃板壁注入玻璃板夹层内，将胶液加至距短玻璃板顶端约 2cm 处（夹层剩余空间用来灌注浓缩胶）。

（3）立即用胶头滴管沿长玻璃板壁缓缓加入去离子水覆盖分离胶表面，应尽量避免冲击胶面，水面到达高度与短玻璃板平齐。

（4）室温下静置 30min，在凝胶表面与水之间出现清晰的界面，表示聚合完成。弃去水层，并用滤纸吸去残余水分（注意：避免触碰已聚合的凝胶面）。

3. 制备浓缩胶

（1）配制 4%的浓缩胶溶液，总体积为 4ml。于小烧杯内先加入去离子水 1.21ml、聚丙烯酰胺贮液（30%）0.53ml、Tris-HCl 缓冲液（0.5mol/L，pH6.8）1.0ml、SDS 溶液（10%）0.04ml 和蔗糖溶液（40%）1.2ml，充分混匀。再加入 AP（10%）0.02ml 和 TEMED 0.004ml，迅速充分混匀。

（2）立即用胶头滴管将胶液沿长玻璃板壁注入分离胶上方，将胶液加至距短玻璃板顶端约 2mm 处。

（3）即刻插入加样梳至浓缩胶内（注意：避免产生气泡）。

（4）室温下静置 30min，浓缩胶聚合完成。

4. 安装电泳槽

（1）取出玻璃板夹层，短玻璃板朝向内侧，安装在电泳架上。两套玻璃板夹层与电泳架共同形成密封的内槽。如若玻璃板夹层数量是奇数，另一侧可放置塑料挡板，同样形成密封的内槽。

（2）将装配好玻璃板夹层的电泳架放入电泳槽内，在内、外槽中加入电泳缓冲液。内槽缓冲液高度约与长玻璃板顶端平齐，外槽缓冲液高度参照电泳槽上的指示高度。

（3）垂直拔出加样梳，在浓缩胶上可见一排整齐的长方形上样孔。

5. 上样

（1）按照 5× 上样缓冲液：未知蛋白溶液 = 4：1 的比例，将两者充分混合。沸水浴 3～5min。颠倒混匀，室温下离心（1000g，30s），取 25μl 上清液加至上样孔中。

注意：加样过程中不要触及胶面。

（2）取 5μl 预染蛋白质标准品，加入 20μl 1× 上样缓冲液，混匀后直接加入上样孔中。

6. 电泳

（1）盖上电泳槽盖子，连接电源正负极。

（2）打开电源开关，选择恒压法运行电泳。样品在浓缩胶中，设置电压为 100V。待样品泳动入分离胶，增加电压至 200V。

（3）观察指示剂溴酚蓝在凝胶中的移动，待溴酚蓝移至距凝胶底端 0.5cm 时，关闭电源。

7. 染色

（1）取出玻璃板夹层，用塑料薄板轻轻撬开，剥取凝胶。

（2）将凝胶浸没于考马斯亮蓝染色液中，置摇床上振荡染色 1h。回收染色液。

（3）加入脱色液，置摇床上振荡脱色。期间更换脱色液 3～4 次，直至蓝色背景褪去，蛋白质条带清晰为止。

8. 计算未知蛋白质的分子量

（1）用直尺测量蛋白质及示踪染料（即上样缓冲液中的溴酚蓝）迁移距离。迁移距离是蛋白质条带中心或示踪染料条带中心到上样孔的距离。

（2）计算相对迁移率：相对迁移率 ＝ 蛋白质迁移距离 ÷ 示踪染料迁移距离。

（3）绘制标准曲线：以标准蛋白相对迁移率为横坐标，以标准蛋白分子量的对数为纵坐标，绘出标准曲线。

（4）根据未知蛋白质的相对迁移率，从标准曲线上查出其分子量的对数值。经计算得到未知蛋白质的分子量。

【实验结果】

绘制标准曲线，计算未知蛋白质的分子量。

【分析讨论】

1. 除考马斯亮蓝染色法以外，还有哪些用于 SDS 聚丙烯酰胺凝胶的染色方法？它们的区别是什么？

2. 举例说明 SDS 聚丙烯酰胺凝胶电泳常与哪些实验技术联合使用？

【实验用品】

1. 样品　预染蛋白质标准品（相对分子量为 10～250kDa）、未知蛋白质溶液。

2. 器材　垂直平板电泳仪及附件、电泳仪电源、摇床、普通离心机、加样枪、枪头、烧杯等。

3. 试剂

（1）Tris-HCl 缓冲液（1.5mol/L，pH8.8）：18.2g 三羟甲基氨基甲烷（Tris）溶于 80ml 去离子水中。待完全溶解后，慢慢加入盐酸（HCl），调节 pH 为 8.8。再补充加入去离子水，定容至 100ml。置于 4℃保存。

（2）聚丙烯酰胺贮液（30%）：29.2g 丙烯酰胺（Acr），用去离子水溶解，再加入 0.8g 甲叉双丙烯酰胺（bis），充分溶解后，定容至 100ml。用定性滤纸过滤后存放于棕色试剂瓶中，置于 4℃保存，可存放 30 天左右。

注意：丙烯酰胺和甲叉双丙烯酰胺都是神经毒剂，可经皮肤、呼吸道吸收，配制时要戴手套和口罩。

（3）Tris-HCl 缓冲液（0.5mol/L，pH6.8）：6.06g 三羟甲基氨基甲烷（Tris）

溶于 80ml 去离子水中。待完全溶解后，慢慢加入盐酸（HCl），调节 pH 为 6.8。再补充加入去离子水，定容至 100ml。置于 4℃保存。

（4）SDS 溶液（10%）：10g SDS 溶于 80ml 去离子水中，待完全溶解后，补充加入去离子水，定容至 100ml。室温下保存。

（5）催化剂：即过硫酸铵溶液（AP，10%）。使用前配制。置于 4℃保存。

（6）加速剂：四甲基乙二胺（TEMED）原液，置于 4℃避光保存。

（7）5×上样缓冲液：取 Tris-HCl 缓冲液（0.625mol/L，pH6.8）10ml，甘油 50ml，β-巯基乙醇 4ml，10%SDS 20ml，0.05%溴酚蓝溶液 10ml，加去离子水定容至 100ml。用前根据需要适当稀释。

（8）蔗糖溶液（40%）：称取 40g 蔗糖，用去离子水溶解，定容至 100ml。

（9）Tris-Gly 缓冲液（0.025mol/L，pH8.3）：称取 3.03g Tris，14.4g 甘氨酸（Gly），用去离子水溶解，定容至 1000ml。

（10）考马斯亮蓝染色液（0.25%）：0.25g 考马斯亮蓝 R-250，甲醇 50ml，冰醋酸 10ml，加去离子水定容至 100ml。

（11）脱色液：冰醋酸 75ml，甲醇 50ml，加去离子水定容至 1000ml。

（刘　静　颜景芝）

实验九　兔肝基因组 DNA 的提取与纯化

【实验目的】

采用浓盐法与有机溶剂法从中国白兔肝脏组织中提取和纯化基因组 DNA。

【实验原理】

核酸是遗传信息及基因表达的物质基础,不但与生命的正常活动如种族遗传、生长发育等有着密切的关系,而且与生命的异常活动如肿瘤发生、放射损伤及抗癌抗毒药物的作用机制等也有着密切的关系。因此,核酸研究是当前分子生物学与生物化学领域中最为活跃的基础性领域。核酸制备,则是研究核酸的结构与功能的前提步骤。很多实验研究方法都必须基于核酸的化学结构和化学性质,对核酸进行提取、分离与纯化,这一过程需要特别注意的两个根本性问题是:防止核酸的降解和变性。因此,实验中应该尽可能地保持或接近提取物在其生物体内的天然状态;同时也要注意力求保持核酸的完整性。

真核生物的核酸通常与蛋白质结合成核蛋白,以核蛋白形式存在于组织中。因此提取纯化 DNA 的关键是分离 DNA 与 RNA,去除蛋白质。研究发现,DNA 与 RNA 在不同 pH 和不同浓度的盐溶液中溶解度有明显差异,DNA 易溶于高浓度的盐溶液而在低盐和 pH4.2 时溶解度较低;而 RNA 在低盐时溶解度大,在高盐 pH2.0~2.5 难以溶解。蛋白质在去垢剂或有机溶剂(如苯酚、氯仿等)作用下能够变性沉淀。本实验首先利用低浓度的 0.14mol/L NaCl-0.15mol/L EDTA 溶解 RNA 分离 DNA,再用高浓度的 1mol/L NaCl-0.15mol/L 柠檬酸钠提取 DNA;通过氯仿-异戊醇将蛋白质沉淀除去,利用 DNA 难溶于乙醇使其从溶液中沉淀析出以除去多余的盐,从而获得较纯的基因组 DNA。

【实验操作】

1. 取中国白兔肝脏,称取 20g,用冰冷的生理盐水洗去表面的血液,剪碎,放入电动匀浆器中,加入冰冷的 0.14mol/L NaCl-0.15mol/L EDTA 溶液,制成匀浆,用该溶液定容至 100ml。

2. 取 5ml 匀浆液,离心(1000g,10min),溶液分成两层,弃上清液。在沉淀中,加入 3ml 1mol/L NaCl-0.15mol/L 柠檬酸钠溶液,搅匀,在室温下放置 20min,然后离心(1000g,10min)。

3. 用滴管吸取上层脱氧核糖核蛋白提取液,加等体积氯仿-异戊醇混合液,振摇 10min,离心(1000g,10min),弃沉淀。

4. 用滴管吸取上清液于另一试管中,加入 2ml 冰冷 95%乙醇,边加边用玻璃棒搅拌,此时有乳白色絮状物,离心(1000g,15min),弃上清液,沉淀即为 DNA 制品,用 1ml 1×TBE 缓冲液溶解,此为纯化的基因组 DNA 溶液,待鉴定、定量测定或后续实验使用。

注意：①EDTA 与柠檬酸钠能够抑制 DNA 酶的活性，对 DNA 具有保护作用。②提取过程中应尽量避免过酸、过碱及高温。全部过程最好在低温下（0～4℃）进行，并需加入抑制剂（如 EDTA 和柠檬酸盐等），以抑制核酸酶的作用。③加入氯仿-异戊醇后，振摇不宜过于剧烈，以防机械张力使核酸链破坏。

【实验结果】

记录实验过程中所观察到的实验现象，并留取样品溶液保存待用。

【分析讨论】

1. 为了获取较完整的基因组 DNA，本实验需注意或改善哪些事项。

2. 还有哪些提取纯化基因组 DNA 的方法，分析其优缺点。

3. 若提取纯化 RNA 应怎样操作，注意事项有哪些。

【实验用品】

1. 动物 中国白兔。

2. 器材 752 紫外分光光度计、电动匀浆器、普通离心机、离心管、试管、吸管、量筒。

3. 试剂

（1）0.14mol/L NaCl-0.15mol/L EDTA 溶液：NaCl 8.18g 及 37.2g EDTA-Na$_2$ 溶于去离子水，稀释至 1000ml。

（2）1mol/L NaCl-0.15mol/L Na$_3$C$_6$H$_5$O$_7$·2H$_2$O 溶液：将 58.46g NaCl 及 34.1g Na$_3$C$_6$H$_5$O$_7$·2H$_2$O 溶于去离子水，稀释至 1000ml。

（3）5×TBE（pH8.3）：将 54g Tris，27.5g H$_3$BO$_3$，20ml 0.5mol/L EDTA（pH8.0）溶解，然后定容至 1000ml。

（4）氯仿-异戊醇混合液：氯仿（V）：异戊醇（V）= 24：1。

（5）其他试剂：0.9% NaCl 溶液，95% 乙醇。

（陈静华　陆　梁）

实验十 PCR 技术扩增大鼠 Crybb2 基因

【实验目的】

采用 PCR 技术扩增大鼠 β 晶状体 B_2 基因。

【实验原理】

聚合酶链反应（polymerase chain reaction，PCR），简称 PCR，是美国 PE-Cetus 公司人类遗传研究室的科学家 K. B. Mullis 于 1983 年发明的一种在体外由引物（primers）介导，利用酶促反应获得特异基因 DNA 的专门技术，又称为基因扩增技术。PCR 技术是现代生物学在各个领域进行研究时经常采用的一种快速而便利的技术手段，在医疗诊断与法医学方面也具有特别的应用价值，可用作对样品进行遗传指纹鉴定、传染病原的分析、遗传疾病的产前诊断等。

PCR 是一种由引物所介导的 DNA 酶促合成反应。首先，双链 DNA 分子在 94℃ 的温度下被加热分离成两条单链 DNA 分子（变性）；再在适宜的温度下，两引物分别与两条 DNA 的互补序列配对结合（复性）；接着在特定条件下，DNA 聚合酶以单链 DNA 为模板，利用反应混合物中的 4 种脱氧核苷三磷酸，在引物的介导下，按 5′→3′方向复制互补 DNA（延伸）。以上三步为一个循环，如此反复进行，每一轮的扩增产物又充当下一轮扩增的模板，通过 20～40 次循环，数量可达 $2 \times 10^6 \sim 2 \times 10^7$ 拷贝。

本实验以含目的基因（大鼠 Crybb2 基因，编码 β-晶体蛋白 B2）的重组质粒为模板进行 PCR 扩增。

【实验操作】

1. PCR 反应体系

PCR MM	12.5μl
上游引物	2.5μl
下游引物	2.5μl
模板	1.0μl
Milli-Q 水	6.5μl
总体积	25μl

2. 反应条件

（1）94℃ 2min。

（2）94℃ 1min；60℃ 1min；72℃ 1min；循环 25 次。

（3）72℃ 5min。

（4）4℃。

3. PCR 反应 将 PCR 管放入基因扩增仪，按上述条件进行 PCR 扩增。

【实验结果】

给出 PCR 结果检测的 DNA 琼脂糖凝胶电泳图谱。

【分析讨论】

1. PCR 技术应用的最新进展。

2. 简述 PCR 在现代医学领域中的应用。

【实验用品】

1. 样品　质粒 DNA（含目的基因）。

2. 器材　基因扩增仪、PCR 管、移液器、Tip（枪头）、一次性手套。

3. 试剂

（1）引物：上游引物，下游引物，工作液浓度为 10μmol/L。

（2）PCR MM。

1）10×PCR 反应缓冲液：20mol/L Tris-HCl（pH 8.0），50mmol/L KCl，1.5mmol/L $MgCl_2$，明胶或牛血清蛋白（BSA）100μg/ml。

2）4×dNTP：各 100μmol/L。

3）*Taq* DNA 聚合酶 5U/μl。

（3）其他试剂：灭菌 Milli Q 水。

（陈静华　陆　梁）

实验十一　DNA 琼脂糖凝胶电泳

【实验目的】

采用琼脂糖凝胶电泳分离鉴定 DNA。

【实验原理】

电泳（electrophoresis）是指溶液中带电粒子在电场中向相反电荷电极方向移动的现象。电泳技术已被广泛应用于蛋白质、核酸和氨基酸等物质的分离和鉴定。根据支持物的不同电泳又可以分为许多种，包括醋酸薄膜电泳、聚丙烯凝胶电泳、琼脂糖凝胶电泳等。

琼脂糖凝胶电泳（agarose gel electrophoresis）以琼脂糖为支持物的电泳。琼脂糖是一种从一种海洋藻类中提取出来的多聚糖复合物，其受热熔化，冷却凝固后能形成具有一定孔径的固体胶状物——琼脂糖凝胶，其网孔大小与琼脂糖浓度成反比。因为物质在网孔状的凝胶移动会存在阻力，大分子物质的阻力大，移动慢；小分子物质的阻力小，移动快，称为分子筛效应。因此，琼脂糖凝胶电泳具有电荷效应和分子筛效应，即双重效应，可将分子量大小不同及构型不同的核酸片段分离开来。分离不同大小 DNA 采用不同浓度琼脂糖凝胶，例如，1%琼脂糖凝胶用来进行大片段 DNA 分子的分离、鉴定。琼脂糖凝胶电泳是分子生物学中最常用的分离、鉴定及纯化 DNA 的方法，它简便易行，只需少量的 DNA 便可操作。

【实验操作】

1. 琼脂糖凝胶制备

（1）1%浓度的琼脂糖凝胶：称取 0.25g 琼脂糖，倒入含 25ml 1×TBE 缓冲液的锥形瓶内，置于沸水浴或微波炉中加热熔化。

（2）将制胶模具的两端封好并且插好上样梳。

（3）待熔化的琼脂糖冷却至 60℃左右时，加入 5μl EB（溴化乙啶），摇匀，倒入两端封好的制胶模具中。

注意：倒胶时应防止气泡产生。

（4）室温静置 30min 后，待凝胶凝固，将凝胶放置于电泳槽中，拔出梳子（上样端置于负极）。

（5）加入 1×TBE 缓冲液，让液面略高于胶面。

2. 上样及电泳分离　取 7μl 样品，加 2μl 上样缓冲液，混匀后用移液枪将 DNA 样品小心加入样品孔中，加样时应慢，避免枪头中有气泡。恒流 80mA 电泳，溴酚蓝移到凝胶全长的 2/3 时（约 30min），关闭电源。

3. 观察实验结果　将凝胶取出置于紫外灯下观察结果并拍照。

注意：EB 是强诱变剂，应避免与皮肤接触，需戴手套操作。并不得污染常规实验器材和场所。

【实验结果】

给出 DNA 琼脂糖凝胶电泳图谱。

【分析讨论】

1. 针对电泳图谱做出结果分析。

2. 试分析比较常用的电泳方法的优点、特点及应用。

【实验用品】

1. 样品 DNA 样品。

2. 器材 凝胶成像系统、微波炉、电泳仪、水平式电泳槽、移液器、Tip（枪头）、一次性手套、锥形瓶、烧杯、量筒。

3. 试剂

（1）5×TBE（pH 8.3）：54g Tris，25.7g H_3BO_3，20ml 0.5mol/L EDTA（pH8.0），溶解后定容至 1L。

（2）DNA 上样缓冲液：25%溴酚兰，40%（W/V）蔗糖溶液，

（3）其他试剂：琼脂糖（粉末，AR），0.5% EB 染色液。

（陈静华　陆　梁）

实验十二　果蝇唾腺染色体标本的制备与观察

【实验目的】

1. 使用改良的苯酚品红染色法制备果蝇三龄幼虫唾腺染色体标本。

2. 使用光学显微镜观察果蝇唾腺染色体的形态特征。

【实验原理】

果蝇唾腺染色体巨大，易于观察，标本制备方便，经染色后可看到深浅不同的横纹，其位置、宽窄、数目都具有物种的特异性。因此，根据染色体各条臂的带纹特征和各条臂端部带纹的特征能准确识别各条染色体，如染色体有缺失、重复、倒位、易位等，很容易在唾腺染色体上识别出来。

唾腺染色体是意大利细胞学家巴尔比亚尼（Balbiani）于 1881 年在摇蚊幼虫的唾腺细胞间期核中发现的；1933 年，美国学者贝恩特（Painter）等又在果蝇和其他双翅目昆虫的幼虫唾腺细胞间期核中也发现了这种染色体。由于其存在于唾腺细胞中，由巴尔比亚尼最早发现，所以，这种染色体也称为唾腺染色体（salivary chromosome）或巴尔比亚尼染色体（Balbiani chromosome）。

双翅目昆虫的唾腺细胞发育到一定阶段之后就不再进行有丝分裂，永久停留在分裂间期。随着幼虫的生长，唾腺细胞核内的 DNA 多次复制，但细胞、细胞核不分裂，复制后的染色单体 DNA 也不分开。所有复制后同源染色体相互靠拢在一起呈现出紧密配对的前期状态，如同减数分裂的联会（假联会），经过多次复制形成 1000～4000 拷贝的染色体丝，合起来直径达 5μm，长度达 400μm，相当于普通染色体的 100～150 倍，所以唾腺染色体又称为巨大染色体（giant chromosome）或多线染色体（polytenic chromosome）。事实上，这种染色体不仅存在于双翅目昆虫的唾腺细胞中，在其消化道细胞中也可见到。

在果蝇三龄幼虫唾腺细胞中，其 8 条染色体（4 对，其中第 1 染色体为性染色体，第 2、3 染色体是中央着丝粒染色体，第 4 染色体为很小的粒状染色体）之间以着丝粒联结在一起形成染色中心（chromocenter），经碱性染料染色后，可以观察到一个染色较深的染色中心和向外辐射出的 5 条染色体臂，它们分别是 X 染色体的 1 条臂（X）和第 2、3 染色体的左臂（2L，3L）、右臂（2R，3R），而第 4 染色体从染色中心伸出很短的臂，如图 2-12-1 所示。

【实验操作】

1. 三龄幼虫的选择　选择行动迟缓，体型肥大，爬上瓶壁，即将要化蛹的三龄幼虫。

2. 唾腺的剥取　将载玻片置于双筒解剖镜下，在载玻片上滴加生理盐水 1 滴，取三龄幼虫放在其中，将培养基洗掉；再另取一载玻片，滴上 1 滴生理盐水，将洗好的三龄幼虫放在其中，两手各握 1 枚解剖针，左手的解剖针压住幼虫

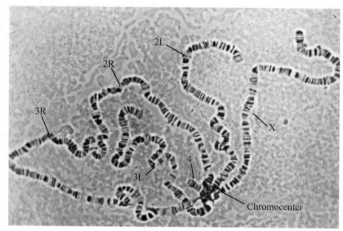

图 2-12-1　光镜下果蝇唾腺染色体（本图源于 Department of Biology Memorial University of
Newfoundland）

后端 1/3 处，固定幼虫，右手的解剖针按住幼虫头部黑点（口器）稍后处，用力
向右拉，把头部从身体拉开，唾腺随之而出，为一对透明的棒状腺体，形似香
蕉。将周围的其他组织剔除。

3. 染色、压片　将唾腺移到干净的载玻片上，用吸水纸吸去生理盐水，滴
加改良的苯酚品红，染色 15～20min，盖上盖玻片，用滤纸吸去多余的染液，用
拇指压片。在压片时，用大拇指用力压住载玻片，并横向揉几次。

注意：压片时放载玻片的桌面要干，不要使盖片滑动；用力和揉动是一个方
向，不能来回揉动。

4. 镜检　将制备好的玻片先用低倍镜观察，寻找染色体臂伸展度较好的图
像，然后再换高倍镜观察。

【实验结果】

1. 观察果蝇唾腺染色体，认真辨别各条染色体，仔细观察染色体上的横
纹，并辨认染色中心。

2. 拍摄观察到的唾腺染色体照片，标注染色体号和左右臂。

【分析讨论】

1. 果蝇作为遗传学研究对象有哪些优点？

2. 在果蝇唾腺染色体制备中，为何选用三龄幼虫作为实验对象？

【实验用品】

1. 动物　果蝇的三龄幼虫。

2. 器材　双筒解剖镜、光学显微镜、培养箱、解剖针、镊子、吸水纸、载
玻片及盖玻片。

3. 试剂

（1）改良苯酚品红染色：原液 A，取 3g 碱性品红溶于 100ml 70%乙醇中

（此液可以长期保存）。原液 B，取原液 A 10ml 加入 90ml 5%苯酚水溶液中（2周内使用）。原液 C，取原液 B 55ml 加入 6ml 冰醋酸和 6ml 37%甲醛（放置 2 周后使用）。染色液，取原液 C 2～10ml，加入 90～98ml 45%醋酸和 1.8g 山梨醇，此即改良苯酚品红染色液。

（2）其他试剂：生理盐水。

（张 强 宋远见）

实验十三　人外周血淋巴细胞染色体标本制备

【实验目的】

1. 学习人外周血淋巴细胞的培养方法。

2. 使用低渗、固定的方法制备人外周血淋巴细胞染色体标本。

【实验原理】

染色体是基因的载体，学习染色体标本的制备方法是进行染色体核型分析和人类染色体病研究的基础。染色体是在细胞有丝分裂中期能够被碱性染料着色的丝状或棒状小体。染色质和染色体是细胞中同一物质在不同时期的存在形式。在细胞进入分裂时染色质变成染色体；在分裂中期时染色体达到最大程度的凝集，结构典型，易于观察，称其为中期染色体。

正常情况下，人外周血淋巴细胞不再分裂，但有丝分裂促进剂如植物血凝素（phytohaemagglutinin，PHA）可刺激血中的淋巴细胞转化成淋巴母细胞，使其恢复增殖能力。因此，可采取少量外周静脉血，在 PHA 刺激下培养三个周期（72h），在培养终止前 1.5～2h 加入秋水仙素抑制细胞分裂，使细胞分裂停止在中期以获得足够量的分裂中期细胞，经低渗、固定、制片、染色后，镜下观察。

【实验操作】

1. 采血　在酒精灯火焰上，用灭菌注射器抽取 0.4%肝素约 0.2ml，抽动针筒使肝素润湿针筒至 5ml 处，然后将多余肝素排出。常规消毒，采受试者静脉血 1.5ml，转动注射器使之与肝素充分混合。

2. 接种培养

（1）在超净工作台中，将采取的静脉血滴入装有配制好的 RPM-1640 液体培养基（5ml，含植物血凝素 60mg/ml、10%小牛血清）的小培养瓶中，滴加 25 滴全血（6 号针头），水平摇动混匀，置于二氧化碳培养箱内，37℃培养约 70h。培养过程中每天水平摇动培养物 1～2 次，使血液均匀悬浮，再继续培养。

（2）加秋水仙素至培养液中，最终浓度为 0.4μg/ml。轻轻摇动培养瓶，使秋水仙素在培养瓶中均匀混合后，继续培养 2h。

3. 制片

（1）终止培养，去掉瓶塞，用乳头吸管充分吸打培养瓶壁，使细胞脱落，充分混匀培养物，然后将全部培养液吸入刻度离心管内。离心（2000g，10min）。

（2）去掉上清液，加入 37℃预温的 KCl 溶液（0.075mol/L）8ml，用吸管轻轻吹打细胞团，混匀，然后置于 37℃恒温水浴箱中低渗处理 20～30min，使细胞膨胀。低渗处理后，加新配制的固定液（甲醇：冰醋酸 = 3：1）2ml，进行预固定，离心（2000g，10min）。

（3）去掉上清液，加入新配制的固定液 8ml，吹打细胞团制成细胞悬液后，室温下固定 20min，离心（2000g，10min），去掉上清液。重复此固定步骤一次。

（4）离心（2000g，10min），去掉上清液，根据细胞的数量适当加入数滴新配制的固定液，用吸管充分混匀制成细胞悬液。

（5）吸取少量细胞悬液，于 30cm 高处滴 1～2 滴于冰水浸泡过的载玻片上，使细胞充分分散，吹干。

（6）将标本置于 Giemsa 染液中，染色 5min，蒸馏水洗去浮色，吹干。

【实验结果】

显微镜下观察染色体标本分裂象的多少及分散情况。挑选较好的分裂象拍照。

【分析讨论】

1. 实验中采用的低渗和固定的目的及原理是什么？

2. 如何保证染色体标本的充分分散？

【实验用品】

1. 细胞　正常人外周血淋巴细胞。

2. 器材　采血器材、酒精灯、培养瓶、超净工作台、恒温培养箱、恒温水浴箱、普通离心机、刻度离心管、乳头吸管、试管架、量筒、试剂瓶、载玻片、吹风机、托盘天平、显微镜、镜油、二甲苯、擦镜纸、镊子、烧杯、记号笔、玻片架、火柴、10ml 注射器、剪刀、胶水。

3. 试剂　RPMI 1640 液体培养基、小牛血清、肝素（500U/ml）、植物血凝素（PHA）、秋水仙素（0.4mg/ml）、KCl 溶液（0.075mol/L）、Giemsa 染色液、甲醇、冰醋酸。

（张　强　宋远见）

实验十四　人染色体 G 显带技术及 G 显带核型分析

【实验目的】

1. 使用胰蛋白酶消化、Giemsa 染色法制备人染色体 G 显带标本。

2. 学习 G 显带核型分析的方法。

【实验原理】

人染色体 G 显带核型分析是临床上常用的染色体病筛选和诊断方法。核型分析是将全套染色体按其大小和着丝粒的位置进行排列和分组。国际人类细胞遗传学术语命名法规定，人的 46 条染色体中的 44 条男女共有，为常染色体，配成 22 对，按 1～22 编号，按其染色体长度和着丝粒的位置可分为 A、B、C、D、E、F 和 G 7 个组。X 染色体归到 C 组，Y 染色体归到 G 组。人们利用不同的方法处理染色体标本后，可使每条染色体上出现明暗相间或深浅不同的带纹，易于观察出染色体的形态结构及其异常变化。

未经染色的染色体标本经胰蛋白酶消化、Giemsa 染色，在染色体的纵轴上显示出着色深浅相间的带纹，即 G 带（G-banding）。G 显带核型分析是将人体细胞全套染色体按其大小、着丝粒位置及 G 显带带型进行排列和分组，然后用显微镜摄影或者在镜下直接画图。G 显带不仅能帮助研究人员确认每条染色体，而且可以在研究染色体数目或结构变异的过程中提供更加准确的信息。

【实验操作】

1. 显带处理

（1）取实验十三制作的未经染色的人染色体标本置于 80℃烤箱中烤片 2～3h，自然冷却。

（2）将 2.5%胰酶原液制成 0.025%的胰酶 100ml，加入 0.4%酚红 4 滴为指示剂，再加 1mol/L NaOH 4～5 滴，调 pH 至 7.0 左右，之后倒入染色缸，置于 37℃水浴中预温。

（3）将标本放入胰酶中处理 5～20s，此间摇动标本数次，使胰酶作用均匀。每消化一张标本片，下一张片子的消化时间增加 2s。处理时间与酶的活性有关，所以每次处理前，都应先试出最佳时间后再做批量处理。

（4）处理完毕后，迅速取出标本，甩去胰酶液，浸入生理盐水中漂洗，然后放入预温至 37℃的 Giemsa 染液中染色 5～10min。自来水冲洗，晾干。

2. 核型分析　镜下寻找 10 个分散好的分裂象进行染色体计数。另每人取两张正常人染色体中期分裂象图片（或照片），一张贴在核型分析报告单上部作为对照，另一张用于核型分析。按染色体分类标准，将图片（或照片）上的染色体按上述辨认顺序逐个剪下，按短臂向上，长臂向下，着丝粒置于同一直线上的原则，在有分组横线的核型分析报告单上依次排列。校对调整后，用牙签挑取少许胶水，小心地将每号染色体贴在报告单上。

验证核型分析是否正确，用圆规、直尺测量每条染色体的总长度、短臂和长臂的长度，代入相应的公式，计算如下染色体参数：

相对长度 ＝（单个染色体长度）/（22 个常染色体长度 ＋X 染色体长度）×100%

臂比 ＝（长臂长度 q）/（短臂长度 p）

着丝粒指数 ＝（短臂长度 p）/（染色体全长 $p+q$）×100%

【实验结果】

1. 先在低倍镜下观察，再用高倍镜寻找清晰、分散的中期分裂象，然后转换油镜仔细观察。

2. 在 G 带染色体显微摄影照片上依据各染色体特征仔细辨认每条染色体。观察各染色体的特点，仔细辨认每条染色体，并用铅笔在其旁边标明序号。

【分析讨论】

1. B 组染色体包括哪几号染色体？带型分别有什么特点？

2. 举例说明核型分析的临床意义。

【实验用品】

1. 标本　未经染色的人染色体标本。

2. 器材　显微镜、小剪刀、小镊子、擦镜纸、染色体照片、胶水、香柏油。

3. 试剂　Giemsa 原液、生理盐水、2.5%胰酶溶液（用 Hank's 液配制）、0.4%酚红、Giemsa 染色液（1 份 Giemsa 原液、25 份蒸馏水）、1mol/L 盐酸、1mol/L 氢氧化钠。

（张　强　宋远见）

第三篇　综合性实验

实验十五　兔肝组织细胞核和线粒体的分级分离

【实验目的】
1. 使用差速离心方法分级分离细胞组分。
2. 学习正确使用离心机、玻璃匀浆器。

【实验原理】

细胞组分是指细胞内部的亚细胞结构，如细胞核、线粒体、溶酶体、高尔基体和微粒体等。长期以来，人们一直期望可以像把细胞从组织中分离出来进行研究一样，把细胞组分从细胞中分离纯化出来，以研究它们各自特有的化学组成、代谢特点、酶活性和具体功能。但直到 20 世纪 40 年代，有了超速离心机和细胞匀浆技术后，才真正建立了细胞器的分离技术。用这一技术可获得相对纯净的各种细胞器甚至大分子颗粒。使用超速离心机是这一技术的关键，因此该技术也称为细胞结构成分的离心分离技术。当今，分离细胞组分已成为研究亚细胞成分的化学组成、理化特性及其功能的主要手段。

分离细胞组分包括制备组织细胞匀浆、离心分离细胞组分和鉴定分析三个环节。

制备组织细胞匀浆有玻璃匀浆器法、高速组织捣碎机法、超声波处理法、化学裂解法和反复冻融法等。本实验采用玻璃匀浆器法，即在低温条件下，将组织剪碎后放在匀浆器中，加入等渗匀浆液研磨破碎细胞，使之成为各种细胞组分的匀浆。

根据细胞组分的结构、比重和大小不同，在离心场中的沉降速度也不相同的原理，通过差速离心法或密度梯度离心法，可将细胞的各种组分逐级分离出来。本实验采用的差速离心法，是在密度均一的介质中，由低速到高速分级分离细胞组分的方法：即先用低速（1000g）离心，细胞悬液中较大的颗粒细胞核沉淀；再用较高转速（10000g）离心，将浮在上清液中的颗粒线粒体等沉淀下来。各种细胞器的沉降顺序依次为细胞核、线粒体、溶酶体与过氧化物酶体、内质网与高尔基体，最后为核糖体。分级分离得到的细胞组分可用细胞化学和生物化学方法进行鉴定，也可用生物化学方法进行功能分析。

甲基绿-派洛宁（methyl green-pyronin）为带正电荷的碱性染料，可与带负电荷的核酸分子结合而显色。甲基绿带两个正电荷，对聚合程度高的双链 DNA 有强的亲和力，并且与 DNA 分子双螺旋结构上带负电荷的基团距离一致而易于结合，从而把分布在细胞核中的 DNA 染成蓝色或绿色。派洛宁分子只带有一个正电荷，仅能和聚合程度低的单链 RNA 分子结合，使分布于胞质和核仁中的 RNA 染成红色。

詹纳斯绿 B（Janus green B）是一种线粒体超活染色的特异性染料，具有脂溶性，能穿过线粒体膜进入线粒体，并通过其结构中带正电荷的染色基团结合到带负电荷的线粒体内膜上。内膜上的细胞色素氧化酶可使结合的詹纳斯绿 B 始终保持氧化状态而呈蓝绿色，胞质中还原状态的詹纳斯绿 B 不显色。

【实验操作】

1. 制备兔肝组织匀浆 家兔处死后，取肝脏剪成小块（去除结缔组织），立即浸入预冷的生理盐水中。取洗净的兔肝组织湿重约 0.5g 放在小平皿中，加入 4ml 预冷的蔗糖（0.25mol/L）-氯化钙（0.003mol/L）溶液，用组织剪将肝组织剪成约 $1mm^3$ 的小块。

将剪碎的肝组织液倒入玻璃匀浆器中，左手持匀浆管将其下端插入盛有冰块的器皿中，右手持捣杆垂直插入管中，转动研磨 20～30 次，使肝组织匀浆化。然后用 8 层纱布过滤匀浆液于离心管中，弃去滤渣。用滤液制备涂片 1 张，做好标记①，自然晾干。

2. 差速离心法分离细胞器

（1）低速离心分离细胞核：盛有滤液的试管配平后，低速离心（1000g×10min），吸取上清液移入 Eppendorf 管，并将其插入盛有冰块的烧杯中，待分离线粒体用；同时制备 1 张上清液涂片，做好标记②，自然晾干。

沉淀物（含细胞核）再悬浮于 5ml 蔗糖（0.25mol/L）-氯化钙（0.003mol/L）溶液中，配平后离心（1000g×10min），吸弃上清液；沉淀加入 0.5～1ml 蔗糖（0.25mol/L）-氯化钙（0.003mol/L）溶液，用吸管吹打成悬液，制备 1 张涂片，做好标记③，自然晾干。

（2）高速离心分离线粒体：将低速离心后获得的上清液，从冰浴中取出配平后，放入高速冷冻离心机，4℃离心（10000g×10min）。吸弃上清液，留取沉淀物（含有线粒体）。如沉淀表面有一浅色的疏松层（主要是一些损伤和肿胀的线粒体），则应连同上清液一起小心吸弃。

沉淀物再加入预冷的蔗糖（0.25mol/L）-氯化钙（0.003mol/L）溶液 1ml，用吸管轻轻吹打成悬液，吹打中避免起泡。4℃离心（10 000g×10min）。将上清液吸入另一 Eppendorf 管中，存留的沉淀物中加入等量的蔗糖（0.25mol/L）-氯化钙（0.003 mol/L）溶液制成悬液（可用牙签搅匀）。

取两张载玻片，分别用上述上清液和沉淀物悬液（可用牙签挑起）制备涂片④和⑤，自然晾干。

3. 细胞化学法鉴定分离的细胞组分

（1）细胞核鉴定：将晾干的涂片①、②和③浸入 95%乙醇中固定 5min，自然晾干后，在涂膜部分滴加数滴甲基绿-派洛宁混合液染 20min，丙酮分色 20s；去离子水漂洗后直立于吸水纸上吸干水分，但涂膜上不可吸得过干。高倍镜下观察，核呈蓝绿色，核仁和混杂的胞质碎片呈淡红色。

（2）线粒体鉴定：涂片④和⑤滴加詹纳斯绿 B 染液，用牙签混匀，染色 20 min 后加盖玻片。在高倍镜或油镜下观察，染成亮绿色的颗粒即线粒体。

【实验结果】

1. 描述涂片①、②、③、④和⑤染色特征。

2. 比较涂片③和⑤中所见结果，并绘制染色的细胞核与线粒体结构图。

【分析讨论】

1. 简要说明分级分离细胞组分的原理及其意义。

2. 差速离心结束时，亚细胞组分在介质中各呈什么样的分布？

【实验用品】

1. 动物 中国家兔。

2. 器材 光学显微镜、台式离心机、高速冷冻离心机、玻璃匀浆器、托盘天平、解剖刀剪、烧杯、碎冰、吸管、量筒、漏斗、八层纱布块或尼龙网（200目）、试管、Eppendorf 管、温度计、载玻片、盖玻片、玻璃棒、记号笔和牙签

3. 试剂

（1）蔗糖（0.25mol/L）-氯化钙（0.003mol/L）溶液：蔗糖 85.5g、氯化钙 0.33g，去离子水定容至 1000ml。

（2）甲基绿-派洛宁染液

1）醋酸缓冲溶液（0.2mol/L）：取 1.2ml 冰醋酸与 98.8ml 去离子水混匀；再称取 2.7g 醋酸钠（NaAc·3H2O）溶于 100ml 去离子水。使用时按 2：3 的比例混合两液。

2）2%甲基绿染液：称取 2.0g 去杂质甲基绿溶于 100ml 0.2mol/L 的醋酸缓冲溶液中（甲基绿粉中往往混有影响染色效果的甲基紫，需预先除去。去除方法是将甲基绿溶于蒸馏水中，放在分液漏斗中；加入足量的氯仿，用力振荡，然后静置；弃去含甲基紫的氯仿，再加入氯仿重复数次直至氯仿中无甲基紫为止；最后放入 40℃恒温箱中干燥后备用）。

3）派洛宁染液（1%）：称取 1g 派洛宁，溶于 100ml 醋酸缓冲溶液（0.2 mol/L）中。

4）甲基绿-派洛宁混合染液：将 2%的甲基绿液和 1%的派洛宁液以 5：2 的比例混合均匀。该染液应现配现用并避光存放。

（3）詹纳斯绿 B 染液：见实验二。

（4）其他试剂：95%乙醇、丙酮、生理盐水。

（蔡绍京　刘　永）

实验十六　氧化应激诱导 PC12 细胞凋亡

【实验目的】

使用 HE 染色、DAPI 染色和 TUNEL 法检测 H_2O_2 诱导的 PC12 细胞凋亡。

【实验原理】

氧化应激（oxidative stress）是细胞在过量活性氧（reactive oxygen species，ROS）作用下产生的应激损伤状态。ROS 包括超氧阴离子、过氧化氢和羟自由基等。在脑卒中迟发性神经损伤及神经退行性疾病，如阿尔茨海默病、亨廷顿舞蹈症和帕金森病中，氧化应激与神经细胞损伤密切相关。从大鼠肾上腺嗜铬细胞瘤克隆而来的 PC12 细胞系在神经生长因子或地塞米松诱导下可分化为神经元样细胞，是研究氧化应激细胞模型的首选。H_2O_2 是一种稳定的氧化剂，常被用于氧化应激模型。

不同方式死亡（如凋亡、坏死和自噬性细胞死亡等）的细胞，呈现不同的形态和分子特征。凋亡细胞发生皱缩，细胞间接触消失；染色质固缩，呈新月形帽状结构；细胞膜磷脂酰丝氨酸外翻；DNA 发生非随机性降解；凋亡晚期细胞核碎片化，整个细胞固缩破碎成凋亡小体。而细胞坏死的典型特征是坏死早期膜选择透过性丧失，细胞肿胀；坏死晚期细胞膜破碎，细胞内容物释放。因晚期凋亡和坏死的某些特征比较接近，所以凋亡检测往往需要采用多种手段。

凋亡细胞皱缩、染色质固缩等现象可以通过苏木素-伊红（hematoxylin and eosin，HE）染色法观察；DNA 荧光染料 4′,6-二脒基-2-苯基吲哚（4′,6-diamidino-2-phenylindole，DAPI）能结合染色质，以 400nm 入射光激发，455nm 接收光观察染色质固缩；凋亡细胞 DNA 非随机降解导致核内 DNA 游离 3′-OH 增多，可通过转移酶介导的 dUTP 缺口末端标记法（TdT-mediated dUTP Nick-End Labeling，TUNEL）法检测。本实验采用 HE 染色、DAPI 染色及 TUNEL 法检测不同浓度的过氧化氢诱导 PC12 细胞凋亡的情况。

【实验操作】

1. 过氧化氢处理　将生长在 24 孔板中玻片上处于对数生长期的 PC12 细胞分为对照组、不同浓度 H_2O_2 处理组。用 Hank's 液将细胞洗 3 遍后，每孔加入 0.5ml 含 10%小牛血清的 h-DMEM 完全培养液。对照组细胞加不含 H_2O_2 的培养液；H_2O_2 处理组加含有不同浓度 H_2O_2 的培养液（H_2O_2 终浓度分别为 50μmol/L、100μmol/L、200μmol/L）。孵育 24 小时后用于细胞凋亡检测。

2. 凋亡检测

（1）HE 染色

1）固定：生长于玻片的细胞，用 37℃的 PBS 洗 2 遍，4%多聚甲醛溶液固定 5min 后，依次进行苏木素及伊红染色。

2）苏木素染色：细胞用蒸馏水洗 3 遍，苏木素染液 1min，自来水洗 3 遍，饱和碳酸锂溶液分色 5min，自来水洗 3 遍。光镜观察控制分色，以细胞核染色清楚而细胞质基本无色为佳。如果过分延长分色时间将导致染色太浅，应重新染色后再行分色。

3）伊红染色：细胞用 80%乙醇洗 1 遍，伊红染液 3min，95%乙醇分色 1min，100%乙醇分色 5min（胞质应染成淡红色；如果分色过度，导致玻片呈无色透明，可以放回伊红染液重新染色并缩短分色时间）。苯酚-二甲苯（体积比为 1：3）脱水 1min，二甲苯透明 1min 后，中性树胶封片，普通光镜观察细胞形态（注意：凋亡细胞与玻片的结合能力降低，洗涤玻片时动作要轻柔，避免细胞脱落丢失）胞质浓缩嗜酸性且胞核浓缩甚至碎片化的细胞为凋亡细胞。

（2）DAPI 染色：生长于玻片的细胞，放置于 24 孔培养板中，37℃的 PBS 洗涤（3min×2 次），加 100μl DAPI 溶液（10μg/ml），37℃孵育 30min（此步操作最好避光），PBS 洗涤（3min×2 次）。荧光显微镜下以 400nm 入射光激发，455nm 接收光观察。染色质浓缩，甚至细胞核碎片化的细胞为凋亡细胞。

（3）TUNEL 法

1）固定：生长于玻片的细胞，放置于 24 孔培养板中，用 37℃的 PBS 洗涤（3min×2 次），4%多聚甲醛溶液 37℃固定 5min，双蒸水洗涤（3min×3 次）。

2）标记：3% H_2O_2 室温作用 10min（消除内源性辣根过氧化物酶活性），双蒸水洗涤（3min×3 次），加标记缓冲液室温放 1min 后吸弃；在冰上新鲜配制末端脱氧核糖核酸转移酶（terminal deoxynucleotidyltransferase，TdT）和地高辛标记的 dUTP 混合反应液，加于玻片上（每孔 0.1ml），阴性对照组以水代替 TdT，其余操作相同。37℃湿盒孵育 1h；终止缓冲液室温孵育 15min，PBS 洗涤（3min×3 次）；辣根过氧化物酶标记的抗地高辛抗体（每孔 0.1ml）室温孵育 30min，PBS 洗涤（3 min×4 次）。

3）显色观察：加新鲜配制的显色液（0.1%联苯二胺，0.03%H_2O_2，50mmol/L Tris，pH7.5）（每孔 0.15ml）于玻片上，光镜观察控制显色时间，细胞核呈棕黄色而背景为无色或淡黄色；水洗终止反应。用苏木素染液复染 1min。胞核中有棕色颗粒者为凋亡细胞。

【实验结果】

每种检测方法随机选取 10 个 400 倍视野：①观察并计数细胞总数和凋亡细胞总数，分别计算实验组和对照组的凋亡率；②比较实验组与对照组凋亡率的差异。

【分析讨论】

1. 细胞凋亡的主要形态学特征和生物化学特征是什么？

2. 细胞凋亡有什么生理和病理意义？

3. 细胞坏死的主要特征和检测方法有哪些？

【实验用品】

1. 细胞 生长于玻片的 PC12 细胞。

2. 器材 超净工作台、酒精灯、巴氏吸管、微量移液器、离心管、25ml 玻璃烧杯、尖头镊子、荧光显微镜

3. 试剂

（1）10×Hank's 液：NaCl 20g，KCl 1g，NaHPO$_4$·12H$_2$O 0.37g，KH$_2$PO$_4$ 0.15g，葡萄糖 2.5g，1%酚红5ml，双蒸水定容至250ml，微孔滤膜过滤。临用前以无菌双蒸水稀释 10 倍。

（2）含 10%小牛血清的 h-DMEM 完全培养液，见实验四。

（3）含 H$_2$O$_2$ 的培养液：0.1ml 30%H$_2$O$_2$（1.13g/ml）加水 9.87ml 稀释成 0.1mol/L，以 h-DMEM 分别再次稀释 10 倍、5 倍和 2.5 倍得到 10mmol/L、20mmol/L 和 40mmol/L 的 H$_2$O$_2$ 溶液，各取 10μl 加入 2ml 含 10%小牛血清的 h-DMEM 完全培养液，使 H$_2$O$_2$ 终浓度为 50μmol/L、100μmol/L、200μmol/L。

（4）磷酸缓冲液（phosphatebuffer，PB）（0.1mol/L，pH7.4）：Na$_2$HPO$_4$·12H$_2$O 28.7 g，NaH$_2$PO$_4$ 2.96g，双蒸水定容至 1000ml。

（5）4%多聚甲醛溶液：多聚甲醛 40g，加 700ml PB（0.1mol/L）加热溶解，加 PB 至 1000ml，滤纸过滤，置于 4℃冰箱保存。

（6）DAPI 溶液：DAPI 0.1mg，加双蒸水 0.1ml 溶解，–20℃避光保存。临用前以 PBS 稀释 100 倍至 10μg/ml。

（7）PBS：NaCl 8.0g，KCl 0.2g，Na$_2$HPO$_4$·12H$_2$O 3.63g，KH$_2$PO$_4$ 0.24g，加去离子水 700ml 溶解，调 pH 至 7.2～7.4，定容至 1000ml。

（8）苯酚-二甲苯（体积比 1∶3）：苯酚 20ml，二甲苯 60ml，混匀。

（9）其他试剂：30% H$_2$O$_2$、无水乙醇、95%乙醇、80%乙醇、饱和碳酸锂溶液、0.2%苏木素染液、0.1%伊红染液、ApopTag 试剂盒。

（刘 永 蔡绍京）

实验十七　血清蛋白的分离纯化与鉴定

【实验目的】

1. 采用盐析法和凝胶层析分离纯化血清蛋白。

2. 应用醋酸纤维素薄膜电泳鉴定血清蛋白组分和分离纯化效果。

【实验原理】

血清蛋白是血浆里含量较多的蛋白质，包括清蛋白（也称白蛋白）和球蛋白（α-球蛋白、β-球蛋白和 γ-球蛋白），与机体的免疫功能有密切关系，血清蛋白水平变化可反映肝脏功能、肾脏病变等情况，临床上用以辅助诊断某些疾病。

本实验利用（NH_4）$_2SO_4$ 分段盐析法将血清中的 γ-球蛋白与清蛋白、α-球蛋白、β-球蛋白等加以分离，（NH_4）$_2SO_4$ 可以破坏蛋白质表面的电荷及水化膜，使蛋白质胶体的稳定性降低，蛋白质分子之间相互聚集而沉淀出来。当（NH_4）$_2SO_4$ 饱和度在 50%时，清蛋白处于溶解状态，球蛋白析出；饱和度在 33%时，α-球蛋白、β-球蛋白溶解，γ-球蛋白析出。

蛋白质或酶用分段盐析法沉淀分离后，需脱盐才能获得较纯的蛋白样品。常用脱盐方法包括透析（dialysis）、凝胶过滤（gel filtration or gel exclusion chromatography）等，本实验利用葡聚糖凝胶 Sephadex G-25 进行凝胶过滤除盐即可得到比较纯的 γ-球蛋白。葡聚糖凝胶类似分子筛，在洗脱液流过时，允许小于孔径大小的分子进入凝胶，大于孔径大小的蛋白质直接穿过凝胶颗粒缝隙，因此，分子量大的蛋白质流经的路程较短先洗脱出来，而小分子量的物质流经的路程较长后洗脱出来，从而根据分子量大小不同将蛋白质分离并纯化出来。

本实验通过醋酸纤维素薄膜电泳来分离血清蛋白并鉴定 γ-球蛋白纯化效果。因所用电泳缓冲液的 pH 大于血清中各种蛋白质的等电点（见注 1），蛋白质皆带负电荷，接通电源时皆向正极方向泳动，因泳动速度不同而被分离，依次为清蛋白、α1-球蛋白、α2-球蛋白、β-球蛋白和 γ-球蛋白，将膜上分离好的蛋白质用氨基黑染色液染色后，可按染色区带位置进行定性观察，也可对各条色带进行定量分析。

【实验操作】

1. 盐析

（1）取 1.0ml 血清加入玻璃试管中，加入 1.0ml 磷酸盐缓冲液（phosphate buffered saline，PBS），混匀，再逐滴加入 2.0ml 饱和（NH_4）$_2SO_4$（pH7.2），边加边摇匀，静置 15～20min，离心（1000g，10min），弃去上清液于另一试管中（此液为 A 液，主要含清蛋白）。

（2）沉淀部分加入 1.00ml PBS，用玻璃棒轻轻搅拌溶解，再逐滴加入 0.50ml 饱和（NH_4）$_2SO_4$ 混匀，静置 15～20min，离心（1000g，10min），弃去上清液于另一试管中（此液为 B 液，主要含 α-球蛋白、β-球蛋白），沉淀部分即为初步分离纯化的 γ-球蛋白。

2. 脱盐

（1）准备葡聚糖凝胶 G-25：称取 1g 葡聚糖凝胶 G-25，放入 100ml 烧杯中，加蒸馏水 50ml，微火煮沸 1h（注意：需随时补充蒸馏水以免蒸干），静置冷却后弃去上清液，再加入适量（10～20ml）PBS 备用。

（2）装柱：①取适量充分溶胀好的葡聚糖凝胶 G-25，玻璃棒轻轻搅拌均匀，沿玻璃棒倾入玻璃层析柱（长 12cm、内径 1.1cm）内，待全部凝胶倾入柱内，静置使葡聚糖凝胶自然沉降，量取沉降后凝胶的高度（8～10cm 较为合适）。②打开层析柱下端活塞使柱内液体缓慢流出（8～10 滴/分），当液面接近凝胶平面时（2～5mm），继续加入 PBS2ml 平衡凝胶柱，当液面恰好与凝胶重合时，立即关闭活塞。

注意：为使凝胶平面较为平整，可用手指轻轻弹动层析柱；液面不要降到凝胶面以下，柱内不能有气泡。

（3）脱盐：①加 6～8 滴 PBS 溶解初步纯化的 γ-球蛋白（用玻璃棒轻轻搅拌使其全部溶解），然后用吸管吸出全部 γ-球蛋白溶液，小心地向层析柱内加样（贴着管壁，靠近胶面）；②打开活塞，开始收集洗脱液，流速为（8～10 滴/分），待全部 γ-球蛋白液都进入凝胶柱内；③用吸管轻轻地在靠近凝胶面处沿管壁加入 PBS 约 1ml（注意：不要冲击凝胶面），待大部分液体已全部流入凝胶柱后；④再陆续小心加入多量 PBS。

注意：在整个洗脱过程中不能让液面降至凝胶面以下；保持胶面平整。

（4）收集：至少准备 12 只试管用于收集洗脱液，从加样后开始收集，每管收集 10 滴，直到 12 只试管全部收完，关闭活塞（待检测结束后再确定是否需要继续收集）。

（5）检测：准备 12 孔的反应板，向各孔内加入 20%三氯醋酸各 1 滴，然后取各管收集液 1 滴加入到每孔中，观察反应现象并记录每孔的沉淀情况，用–或＋号表示沉淀情况，并将沉淀最深的一管的收集液保留，用醋酸纤维素薄膜电泳法检测 γ-球蛋白提纯度。

（6）如果不再收集，继续用 PBS 液洗脱，至无 NH_4^+ 为止，弃掉洗脱液，并回收凝胶至原容器中。

3. 醋酸纤维素薄膜电泳（图 3-17-1）

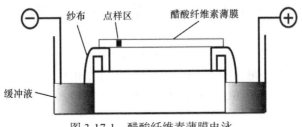

图 3-17-1 醋酸纤维素薄膜电泳

（1）准备

1）电泳槽内放适量缓冲液，在两侧槽内侧的支持板上分别用纱布搭桥，使其一端搭到支持板上，另一端浸入缓冲液中。

2）取缓冲液浸透后的醋酸纤维素薄膜（2cm×8cm）2 张，轻轻吸去膜上多余缓冲液，辨别无光泽面即为涂有醋酸纤维素的一面；距一端约 2.0cm 处，用铅笔轻画一条线作为点样线（若在操作过程中薄膜过于干燥，应浸于缓冲液中，重新吸去多余缓冲液）。

（2）点样：把膜的无光泽面向上，把微量样品（血清、γ-球蛋白提纯液）分别涂于盖玻片的一端，把玻片竖直轻贴到膜的点样线上，使样品吸入膜内。血清样品点样 1 次，γ-球蛋白样品点样 3～6 次。

注意：应使点样为均一的直线状。

（3）电泳：用镊子夹住薄膜的一端，点样面向下，点样端靠近阴极侧纱布（注意：点样线不能直接接触纱布），把膜放进电泳槽，膜的两端紧贴到内侧支持板上搭桥的纱布上，把膜摆平拉直，盖好电泳槽盖。检查电泳槽电极的连接正确无误后接通电源，调节电压，稳压 110V，通电 40～60min。

（4）染色：电泳结束后关闭电源，立即取出薄膜，放入氨基黑染色液中浸染 2～5min，然后取出薄膜控净多余染色液，放入漂洗液中依次漂洗 3 次，每次轻轻转动平皿，至无蛋白处无色为止，取出薄膜用滤纸吸干保存。

【实验结果】

1. 记录柱高（沉降后凝胶的高度）。

2. 列出凝胶过滤收集液的三氯醋酸检测结果（建议以表格的形式）。

3. 标出电泳图谱中每个条带对应的蛋白质。

4. 回收凝胶。

【分析讨论】

1. 根据 γ-球蛋白样品电泳结果，分析 γ-球蛋白纯化效果及原因。

2. 常用蛋白质提取分离与纯化的方法还有哪些？

3. 血清蛋白组分发生变化时有什么临床意义？

【实验用品】

1. 样品 兔或人血清。

2. 器材 普通离心机、玻璃层析柱、试管、醋酸纤维素薄膜（2cm×8 cm）等。

3. 试剂

（1）磷酸盐缓冲液（PBS，0.01mol/L，pH 7.2）：取 0.2mol/L Na_2HPO_4（72ml）+0.2mol/L NaH_2PO_4（28ml）稀释 20 倍为 0.01mol/L 磷酸盐缓冲液。

（2）饱和（NH_4）$_2SO_4$（pH7.2）：用氨水将饱和（NH_4）$_2SO_4$ 溶液调到 pH7.2。

（3）巴比妥缓冲液（pH8.6，离子强度 0.06）：巴比妥钠 12.76g，巴比妥

1.66g，加去离子水约 800ml，加热溶解后，定容至 1L，混匀。必要时过滤。

（4）氨基黑染色液（0.5%）：称取氨基黑 10 B 0.5g，溶于甲醇 50ml，再加冰醋酸 10ml，去离子水 40ml，混匀。

（5）漂洗液：甲醇 45ml，冰醋酸 5ml，去离子水 50ml，混匀。

（6）其他试剂：20%三氯醋酸，葡聚糖凝胶 G-25。

注：血清蛋白质的等电点、分子量及正常血清中各蛋白的含量见表 3-17-1。

表 3-17-1　血清蛋白质的等电点、分子量及正常血清中各蛋白的含量

血清蛋白质	等电点	分子量	蛋白含量（g/L）
清蛋白	4.64	69 000	38～50
α1-球蛋白	5.06	200 000	1～3
α2-球蛋白	5.06	300 000	6～10
β-球蛋白	5.12	90 000～150 000	7～14
γ-球蛋白	6.85～7.3	156 000～950 000	7～16

血清蛋白电泳结果有一定临床意义，例如，肝硬化时清蛋白明显降低，而γ-球蛋白可增高 2～3 倍；肾病综合征和慢性肾小球肾炎时可见到清蛋白降低，α2 和 β 球蛋白增高。从电泳谱上亦可查出某些异常，例如，多发生骨髓瘤患者血清，有时在 β-球蛋白和 γ-球蛋白之间出现巨球蛋白；原发性肝癌患者血清在清蛋白与 α1-球蛋白之间可见到甲胎蛋白。

（颜景芝　关秋华）

实验十八　兔肝碱性磷酸酶的提取纯化与比活性测定

一、兔肝碱性磷酸酶的提取纯化

【实验目的】

1. 使用有机溶剂沉淀法提取纯化碱性磷酸酶。

2. 学习碱性磷酸酶的临床意义。

【实验原理】

碱性磷酸酶（alkaline phosphatase，ALP）广泛分布于人体各脏器器官中，其中以肝脏为最多，其次为肾脏、骨骼、肠和胎盘等组织，它在机体的骨化过程中及在磷化物和其他一些营养物质的消化、吸收和转运过程中起着重要作用。血清中的 ALP 主要来自肝脏和骨骼，临床上以 ALP 的活性作为诊断骨骼及肝脏疾病的重要生化指标。ALP 也是基因工程和酶联免疫分析技术中常用工具酶。

本实验采用有机溶剂沉淀法从肝匀浆液中提取纯化 ALP。利用乙醇、丙酮、正丁醇等有机溶剂可以降低酶的溶解度，系通过降低介质的介电常数及其对酶蛋白的脱水作用而致。由于降低了溶液的介电常数，带有相反电荷的酶蛋白表面残基之间的吸引力增加，导致酶蛋白凝集而易从溶液中沉淀出来，同时，此类有机溶剂可以与水分子结合，导致蛋白质的脱水作用，进一步加强酶蛋白沉淀析出。

匀浆液中加入正丁醇能使部分杂蛋白变性，再通过过滤，可以除去变性杂蛋白，含有 ALP 的滤液可进一步用冷丙酮和冷乙醇进行分离纯化。根据 ALP 在终浓度 33%的丙酮或终浓度 30%的乙醇中是溶解的，而在终浓度 50%的丙酮或终浓度 60%的乙醇中是不溶解的性质，采用离心的方法重复分离提取，可使 ALP 得到部分纯化。

因为在室温下有机溶剂能使大多数酶失活，因此要注意分离提纯实验必须在低温下进行。有机溶剂应预先冷却，加入有机溶剂时要慢慢滴加，并充分搅拌，避免局部浓度过高或放出大量的热，以致酶蛋白变性。有机溶剂法析出的沉淀一般容易在离心时沉降，因此可采用短时间的离心以分离沉淀，同时将沉淀溶于适量的缓冲液中，以避免酶活力的丧失。另外，用有机溶剂法进行分离时，除应注意 pH 及蛋白质浓度外，溶液的离子强度也是一个重要因素，一般离子强度在0.05 或稍低为最好。

在制备肝匀浆时采用低浓度醋酸镁-醋酸钠溶液，可以达到低渗破膜的作用。而醋酸镁还有保护和稳定 ALP 的作用。

【实验操作】

1. 称取新鲜兔肝 2.5g，剪碎后，置于玻璃匀浆管中，加入 0.01mol/L 醋酸镁-0.01mol/L 醋酸钠溶液 2.5ml，充分捣成匀浆后，将匀浆倒入刻度离心管中，用 5ml 上述溶液分数次冲洗匀浆管，将溶液一并倒入离心管中，混匀，此为 A 液，总体积约 10ml。取 0.2ml A 液放入另一支试管，编号 A，待用。

2. 加 2.5ml 正丁醇溶液于剩余的匀浆液中，用玻璃棒充分搅拌 2min 左右，然后在室温下放置 20min 后用滤纸过滤。

3. 取 4ml 滤液加入等体积的冷丙酮，立即混匀后离心（1000g，5min），向沉淀中加入 0.5mol/L 醋酸镁溶液 4ml，用玻棒充分搅拌使其溶解，同时记录悬液体积，此为 B 液。此时吸取 0.2ml B 液置于另一试管，编号 B，待用。

4. 记录剩余悬液体积，并计算应加入冷 96% 乙醇使乙醇最终浓度达 30%（计算方法见附注），混匀后立即离心（1000g，5min）。将上清液倒入另一离心管中记录体积，弃去沉淀，在上清液中加入冷 96% 乙醇，使乙醇最终浓度达 60%（计算方法见附注），混匀后离心（1000g，5min）。向沉淀中加入 0.5mol/L 醋酸镁溶液 3ml，充分搅拌，使其完全溶解。

5. 向上个步骤所得溶液中逐滴加入冷丙酮，使丙酮最终浓度达 33%，混匀后离心（1000g，5min），弃去沉淀。上清液中再缓缓加入冷丙酮，使丙酮最终浓度为 50%，混匀后离心（1000g，5min），沉淀即为部分纯化的碱性磷酸酶。向此沉淀中加入 4ml Tris 缓冲液（pH8.8），使其溶解，此为 C 液。

【实验结果】

1. 记录提取纯化过程中各步加入的有机溶剂的体积。

2. 将实验得到的各酶液置于 –20℃储存。

【分析讨论】

1. 在 ALP 提取纯化过程中，如何保持酶的活性？

2. ALP 检测有什么临床意义？

【实验用品】

1. 动物 中国白兔。

2. 器材 玻璃匀浆器、普通离心机、试管、锥形瓶、量杯等。

3. 试剂

（1）醋酸镁溶液（0.5mol/L）：称取 107.25g 醋酸镁溶于去离子水中，定容至 1000ml。

（2）醋酸钠溶液（0.1mol/L）：称取 8.2g 醋酸钠溶于去离子水中，定容至 1000ml。

（3）醋酸镁-醋酸钠溶液（0.01mol/L）：取 0.5mol/L 醋酸镁溶液 20ml 及 0.1mol/L 醋酸钠溶液 100ml，混合后加水定容为 1000ml。

（4）三羟甲基氨基甲烷（Tris）缓冲液（pH8.8）：称取 Tris 12.1g，用去离子水溶解，用水定容为 1000ml，即为 0.1mol/L Tris 溶液。取 0.1mol/L Tris 溶液 100ml，加去离子水约 700ml，再加 100ml 0.1mol/L 醋酸钠溶液，混匀后用 1% 醋酸调节 pH 至 8.8，用水定容至 1000ml 即可。

（5）其他试剂：丙酮、96% 乙醇、正丁醇。

附　注

1. 加入有机溶剂计算公式：

设应加 X ml 96%乙醇，

$X=$原体积×浓度差/（溶剂浓度—最终浓度）

（1）加到30%浓度

（原体积 $V+X$）×30%＝96%×X

$X=0.3V/（0.96-0.30）$

（2）从30%加到60%的浓度

（原体积 $V+X$）×60%—（体积 V×30%）＝96%×X

$X=（0.6-0.3）V/（0.96-0.60）$

丙酮浓度计算与上相仿。

2. 各步加入有机溶剂量的计算要准确，否则会影响整个实验结果。

3. 加入有机溶剂混匀后不宜放置过久，应立即离心。

4. 凡弃去上清液中含有丙酮及乙醇者均需倒入回收瓶中。

5. 离心使用的转速为 3500r/min，约等于 1000g。

二、碱性磷酸酶的比活性测定

【实验目的】

1. 测定碱性磷酸酶的活性、比活性。

2. 学习酶的活性、比活性、得率、纯化倍数的概念。

【实验原理】

在一定的 pH 和温度下，待测液中的碱性磷酸酶作用于基质液中的磷酸苯二钠，使之水解释放出酚。酚在碱性溶液中与 4-氨基安替比林作用并经铁氰化钾氧化，生成红色醌类化合物，以酚作标准液同样处理显色进行比色，可测知酚的生成量，从而计算出酶的活性单位。

反应式如下：

本实验规定，在 37℃下保温 15min 产生 1mg 酚者为 1 个酶活性单位。

【实验操作】

1. 酶液稀释 将所留的 A 液和 B 液按表 3-18-1 稀释，留作测定酶活性和蛋白浓度用。

表 3-18-1 酶液稀释

被稀释液名称	A	B	A_1
取被稀释液量（ml）	0.20	0.20	0.50
Tris 缓冲液（ml）	3.80	1.80	1.50
稀释后名称	A_1	B_1	A_2
稀释倍数	20	10	4

注：$A \rightarrow A_2$ 稀释 80 倍

2. 酶活性测定 按表 3-18-2 加入试剂。

表 3-18-2 酶活性测定

管号	A_1	B_1	C	空白管	标准管
磷酸苯二钠溶液（ml）	1.00	1.00	1.00	1.00	1.00
Tris-醋酸缓冲液（ml）	0.80	0.80	0.80	1.00	0.90
酚标准液（ml）	0	0	0	0	0.10
			混匀 37℃水浴保温 5min		
酶液（ml）	0.10	0.10	0.10	0	0
			混匀立即计时、37℃准确保温 15min		
0.5mol/L 氢氧化钠溶液（ml）	1.00	1.00	1.00	1.00	1.00
0.3% 4-氨基安替比林溶液（ml）	1.00	1.00	1.00	1.00	1.00
0.5%铁氰化钾溶液（ml）	2.00	2.00	2.00	2.00	2.00

充分摇匀，室温放置 10min，使显色完全，于 510nm 处比色。

酶活（酶单位/ml）$= (OD_{测}/OD_{标}) \times 0.1 \times 0.1 \times (1/0.2) \times$ 稀释倍数。

3. 蛋白质含量的测定 按表 3-18-3 用 Lowry 法测定蛋白质含量。

表 3-18-3 蛋白质含量的测定

管号	A_2	B_1	C	空白管	标准管
各酶液（ml）	0.20	0.20	0.20	0	0
标准蛋白（ml）250μg/ml	0	0	0	0	0.40
H_2O（ml）	0.80	0.80	0.80	1.00	0.60
Folin-甲液（ml）	2.00	2.00	2.00	2.00	2.00
		混匀，室温放置 10min			
Folin-乙液（ml）	0.20	0.20	0.20	0.20	0.20

立即摇匀，室温放置 30min，于 500nm 处比色。

蛋白浓度（mg/ml）=（$OD_测$/$OD_标$）×0.1×（1/0.2）× 稀释倍数。

【实验结果】

1. 记录测量的吸光度值（OD 值）。

2. 计算比活性 碱性磷酸酶的比活性＝每毫升样品碱性磷酸酶活性单位数/每毫升样品蛋白质毫克数。

3. 计算纯化倍数 纯化倍数＝各阶段比活性数/匀浆（A 液）比活性数。

4. 计算得率 碱性磷酸酶各阶段得率＝各阶段酶的总活性单位/匀浆（A 液）中酶的总活性单位×100%。

5. 将实验结果填入表 3-18-4 内，并计算各参数值。

表 3-18-4　实验结果

分离阶段	总体积 （ml）	蛋白质浓度 （mg/ml）	蛋白质总量 （mg）	酶活性 （unit/ml）	酶总活性 （unit）	比活性 （unit/mg）	纯化 倍数	得率 （%）
匀浆液 （A 液）								
第一次丙酮 沉淀 （B 液）								
第二次丙酮 沉淀 （C 液）								

【分析讨论】

1. 简述酶的活性、比活性、纯化倍数和得率的意义。随着纯化过程的进行，酶液的总活性、比活性、纯化倍数和得率有何变化？

2. 酶学研究中常测定的参数有哪些？

【实验用品】

1. 样品 各酶液。

2. 器材 试管、恒温水浴锅、722 型分光光度计等。

3. 试剂

（1）酚标准溶液（1mg/ml）

1）称取 1.50g 结晶酚溶于 0.1mol/L 盐酸至 1000ml，为储存液。

2）标定：准确吸取酚标准储存液 25ml，置于 250ml 有塞三角瓶中，加 0.1mol/L 氢氧化钠溶液 50ml，加热至 65℃，再加入 0.1mol/L 碘溶液 25ml，加塞，在室温下放置 30min，加 5ml 浓盐酸，以 0.1mol/L 硫代硫酸钠（标定的）溶液滴定到溶液呈浅黄色。再加入 0.5%淀粉指示剂 1ml，继续滴定至蓝色消失为止。

空白标定方法同上，仅以去离子水代替酚储存液。

滴定反应式如下：

$$3I_2+C_6H_5OH\rightarrow C_6H_5I_3OH+3HI$$

$$I_2+2Na_2S_2O_3\rightarrow 2NaI+Na_2S_4O_6$$

根据反应，3 分子碘（相对分子量为 254）与 1 分子酚（相对分子量为 94）起作用，因此每毫升 0.05mol/L 碘溶液（含碘 12.7mg）相当于酚的毫克数为：$12.7\times 94/3\times 254=1.567$。

因为硫代硫酸钠溶液与碘溶液的浓度相同（均为 0.05mol/L），设用于滴定剩余碘的硫代硫酸钠为 X_1ml，空白滴定为 X_2ml，则实际与酚作用的碘溶液将为（X_2-X_1）ml，相当于酚量为：$1.567\times$（X_2-X_1）$=$ 25ml 酚溶液中的含酚量（mg）。若 25ml 中的酚含量多于 25mg，则用 0.1mol/L 盐酸适当稀释以调至为 1mg/ml 浓度，此溶液放置冰箱内可保存一年。

3）酚标准应用液（0.1mg/ml）：准确吸取酚标准储存液（1mg/ml）10ml 于 100ml 容量瓶中，加去离子水稀释至刻度，置冰箱中，可保存 1 个月。

4）标定酚标准溶液需下列试剂

a. 0.05mol/L 硫代硫酸钠溶液：取 25g 硫代硫酸钠溶于 950ml 沸去离子水中，继续煮沸数分钟，冷却后用新近煮沸过的冷却离子水定容至 1000ml，再以 0.1mol/L 碘酸钾溶液标定其浓度。

b. 0.1mol/L 碘酸钾溶液：将碘酸钾（KIO_3）在120℃烤箱中干燥 6h，然后置玻璃干燥器内冷至室温。精确称取干燥过的碘酸钾 0.8918g，先以适量去离子水溶解，定量地移入 250ml 容量瓶中，并以去离子水定容至刻度。

c. 0.5%淀粉指示剂：称取 1g 可溶性淀粉，加少量去离子水搅匀，再倾入 200ml 沸去离子水中，充分搅匀，冷却后即可使用。

d. 0.05mol/L 碘溶液：称取13g 碘和40g 碘化钾，置于洁净乳钵内，加少量去离子水研磨到完全溶解，然后加去离子水定容至1000ml。储于棕色瓶中，再用已标定的硫代硫酸钠溶液标定其浓度。

e. 硫代硫酸钠溶液的标定：取 150ml 三角瓶一支，加入去离子水 25ml、2g 碘化钾、0.5g 碳酸氢钠及 2mol/L 盐酸溶液 10ml。

准确吸取 0.1mol/L 碘酸钾溶液 25ml，加入上述三角瓶内，立即以硫代硫酸钠溶液滴定至浅黄色，再加入 0.5%淀粉指示剂 1ml，立即用硫代硫酸钠溶液滴定至无色。

空白滴定方法同上，仅以去离子水代替碘酸钾溶液。

硫代硫酸钠溶液的当量浓度=5×0.12/[用去硫代硫酸钠溶液量（ml）—空白用硫代硫酸钠溶液量（ml）]。

（2）磷酸苯二钠溶液（0.04mol/L）：称取磷酸苯二钠（$C_6H_5PO_4Na_2\cdot 2H_2O$）10.16g 或者磷酸苯二钠（无结晶水）8.72g，用煮沸冷却的去离子水溶解，并定容至1000ml。

（3）Tris-醋酸缓冲液（pH8.8）：同前。

（4）各酶液：碱性磷酸酶提取分离与纯化实验中各阶段收集的酶液。

（5）氢氧化钠溶液（0.5mol/L）。

（6）4-氨基安替比林溶液（0.3%）：称取 4-氨基安替比林 0.3g 及硫酸氢钠 4.2g，用去离子水溶解，定容为 100ml。置于棕色瓶中，冰箱内保存。

（7）铁氰化钾溶液（0.5%）：称取 5g 铁氰化钾和 15g 硼酸，各溶于 400ml 去离子水中，溶解后两液混合，再加去离子水定容为 1000ml。置于棕色瓶中，暗处保存。

（徐　浩　李　冲）

实验十九　碱性磷酸酶米氏常数的测定

【实验目的】

1. 使用双倒数法测定碱性磷酸酶的米氏常数。

2. 学习米氏常数测定的方法及其意义。

【实验原理】

酶是生物催化剂，它的主要特征就是能加快化学反应的速度，因此研究酶促反应速度规律，即酶促反应动力学，是酶研究中主要内容之一。由于酶促反应都是在一定条件下进行的，受到各种因素的影响，因此酶促反应动力学就是研究酶促反应速度的规律及各种因素对它的影响。其中最重要的因素是酶浓度、底物浓度、抑制剂、激活剂、pH 和温度。

在温度、pH 及酶浓度恒定的条件下，底物浓度对酶的催化作用有很大的影响。在一般情况下，当底物浓度很低时，酶促反应的速度（V）随底物浓度（S）的增加而迅速增加，但当底物浓度继续增加时，反应速度的增加率就比较小，当底物浓度增加到某种程度时，反应速度达到一个极限值（最大速度 V_m）。底物浓度和反应速度的这种关系可用下列 Mechaelis-Menten 方程式表示：

$$V=V_m[S]/(K_m+[S])$$

式中 V_m 为最大反应速度，K_m 代表米氏常数，当 $V=(1/2)V_m$ 时，$K_m=$ [S]。所以米氏常数是反应速度（V）等于最大速度（V_m）一半时的底物浓度。K_m 是酶的特征性常数，测定 K_m 是研究酶的一种重要方法，大多数酶的 K_m 值为 0.01～100mmol/L。但是在一般情况下，根据实验结果绘制成上述直角双曲线，却难以准确求得 K_m 和 V_m 值，如果将 Mechaelis-Menten 方程转换成 Lineweaver-BurK 方程式：

$$1/V=(K_m/V_m)*(1/[S])+1/V_m$$

则此方程式为一直线方程式。故用反应速度的倒数和底物浓度的倒数来制图，则易于准确求得该酶的 K_m 值和 V_m 值。

以 $1/[S]$ 和 $1/V$ 分别为横坐标和纵坐标作图，可以得出下列图形（图 3-19-1）。

图 3-19-1 中 K_m/V_m 为该直线的斜率，而直线与纵坐标的交点为 $1/V_m$，直线与横坐标的交点为$-1/K_m$，因此，可以在作图后，将该直线延长，根据其在横坐标上的截距，计算该酶的 K_m 值。

本实验以磷酸苯二钠为底物，在碱性磷酸酶水解下生产游离酚和磷酸盐。酚在碱性溶液中与 4-氨基安替比林作用，经铁氰化钾氧化，可生产红色的醌衍生物。根据比色结果，计算酶的活性大小。测定不同浓度底物时的酶活性。再根据 Lineweaver-BurK 法作图，计算 K_m 值。

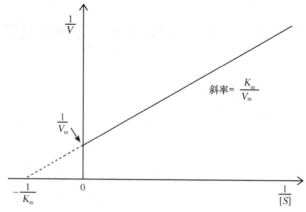

图 3-19-1　酶反应速度倒数与底物浓度倒数的关系曲线

【实验操作】

取干净试管 8 支，编号，按表 3-19-1 正确操作。

表 3-19-1　实验操作

管号	1	2	3	4	5	6	S	0
磷酸苯二钠溶液（ml）	0.10	0.20	0.30	0.40	0.80	1.00	—	—
Tris-醋酸缓冲液（ml）	0.90	0.90	0.90	0.90	0.90	0.90	0.90	0.90
H_2O（ml）	0.90	0.80	0.70	0.60	0.20	0.10	1.00	1.00
37℃水浴保温 5min								
酚标准液（ml）	—	—	—	—	—	—	0.10	—
酶液（ml）	0.10	0.10	0.10	0.10	0.10	0.10	—	0.10
充分摇匀，37℃准确保温 15min								
0.5mol/L 氢氧化钠溶液（ml）	1.00	1.00	1.00	1.00	1.00	1.00	1.00	1.00
0.3% 4-氨基安替比林溶液（ml）	1.00	1.00	1.00	1.00	1.00	1.00	1.00	1.00
0.5%铁氰化钾溶液（ml）	2.00	2.00	2.00	2.00	2.00	2.00	2.00	2.00

充分混匀，放置 10min，以 0 号试管为对照，S 号试管为标准管，在 510nm 波长处比色测定。

【实验结果】

1. 计算各管底物浓度（mmol/L）　各管底物浓度（mmol/L）＝磷酸苯二钠溶液浓度×加样量/酶反应总液量=40·加磷酸苯二钠溶液量/2.0=20×加磷酸苯二钠溶液量。

2. 计算各管酶活性单位　各管酶活性单位=$OD_{测}/OD_{标}$·0.01，此数代表反应速度（V）。

3. 进一步算出各管的 1/[S] 和 1/V 值。

4. 将上述测定与计算结果填入表 3-19-2。

表 3-19-2 实验结果

管号	1	2	3	4	5	6
OD_{510}						
$[S]$						
$1/[S]$						
V						
$1/V$						

5. 作图 以 $1/[S]$ 为横坐标，$1/V$ 为纵坐标，在方格坐标纸上准确画出各管坐标点，连接各点画出直线，向下延长此线与横轴交点为 $-1/K_m$，由此则可计算出该酶的 K_m 值。

【分析讨论】

1. 酶反应中为什么要加入 pH8.8 的 Tri-醋酸缓冲液？为什么要在 37℃保温？

2. 除双倒数作图法外，还有哪些方法可测得 K_m？

【实验用品】

1. 材料 各酶液。

2. 器材 试管、恒温水浴锅、722 型分光光度计等。

3. 试剂

（1）酶液：称取 5mg 碱性磷酸酶，用 Tris-醋酸缓冲液（pH8.8）配制成 100ml，冰箱中保存。

（2）其他试剂同实验十八。

（徐　浩　李　冲）

实验二十 激素对血糖水平的调节作用

一、葡萄糖氧化酶-过氧化物酶法测定激素对血糖浓度的作用

【实验目的】

1. 使用葡萄糖氧化酶-过氧化物酶法测定血糖浓度。

2. 学习胰岛素和肾上腺素对血糖浓度的影响。

【实验原理】

葡萄糖氧化酶（glucose oxidase，GOD）利用氧和水将葡萄糖氧化为葡萄糖酸和过氧化氢。过氧化氢酶（peroxidase，POD）将过氧化氢分解为水和氧，同时使 4-氨基安替比林（4-AAP）和酚去氢缩合为红色醌类化合物（Trinder 反应）。红色醌类化合物的生成量与葡萄糖含量成正比，在最大吸收峰 505nm 处比色测定红色醌类化合物的吸光度，与同样处理的标准液吸光度比较，可计算出样品中葡萄糖含量。该方法特异性高、准确、方法简便，可用于自动分析仪。

【实验操作】

1. 取禁食 24h 的家兔，称其体重。

2. 采血 剪去兔耳静脉部分耳毛，用 75%酒精棉球消毒。用针刺或刮脸刀片割破耳静脉，干燥试管取抗凝血。

3. 注射胰岛素 按照 1.5unit/kg 体重的剂量从家兔耳缘静脉注入胰岛素，记录时间。1h 后采血。采血后，立即给家兔皮下注射 40%的葡萄糖溶液 10ml 防止家兔发生胰岛素休克。

4. 皮下注射肾上腺素（1∶1000 肾上腺素） 按 0.37ml/kg。如家兔重 2kg 就需 0.74ml。可吸取肾上腺素制剂 1.5ml，加 0.9% NaCl 溶液 2.5ml，取 2ml 即相当于 0.74ml 原制剂。注射 30min 后采血。

5. 样品准备 将采集的三组血样分离出血清，分别标记为测定管 1、测定管 2、测定管 3。

6. 血糖测定 取 5 支试管，编号，按表 3-20-1 操作。

表 3-20-1 血糖测定

管号	标准管	测定管 1	测定管 2	测定管 3	空白管
血清样品（ml）	—	0.02	0.02	0.02	—
葡萄糖标准液（ml）	0.02	—	—	—	—
H₂O（ml）	—	—	—	—	0.02
酶酚混合试剂（ml）	3.00	3.00	3.00	3.00	3.00

混匀，置 37℃水浴中，保温 15min，在波长 505nm 处比色，以空白管调零，读取标准管及测定管吸光度。

【实验结果】

用下式计算血液样品中血糖含量：

血清葡萄糖（mmol/L）= $OD_{测}/OD_{标} ×$ 标准浓度

【分析讨论】

1. 血糖的来源和去路有哪些？

2. 血糖测定有什么临床意义？

【实验用品】

1. 动物 中国白兔。

2. 器材 恒温水浴锅、722 型分光光度计等。

3. 试剂

（1）0.1mol/L 磷酸盐缓冲液（pH7.0）：称取无水磷酸氢二钠 8.67g 及无水磷酸二氢钾 5.3g 溶于去离子水 800ml 中，用 1mol/L 氢氧化钠（或 1mol/L 盐酸）调 pH 至 7.0，用去离子水定容至 1L。

（2）酶试剂：称取过氧化物酶1200U，葡萄糖氧化酶1200U，4-氨基安替比林10mg，叠氮钠100mg，溶于磷酸盐缓冲液 80ml 中，用 1mol/L NaOH 调 pH 至 7.0，用磷酸盐缓冲液定容至 100ml，置于 4℃保存，可稳定 3 个月。

（3）酚溶液：称取重蒸馏酚 100mg 溶于去离子水 100ml 中，用棕色瓶储存。

（4）酶酚混合试剂：酶试剂及酚溶液等量混合，4℃可以存放 1 个月。

（5）12mmol/L 苯甲酸溶液：溶解苯甲酸 1.4g 于去离子水约 800ml 中，加温助溶，冷却后加去离子水定容至 1L。

（6）100mmol/L 葡萄糖标准储存液：称取已干燥恒重的无水葡萄糖 1.802g，溶于 12mmol/L 苯甲酸溶液约 70ml 中，以 12mmol/L 苯甲酸溶液定容至 100ml。2h 以后方可使用。

（7）5mmol/L 葡萄糖标准应用液：吸取葡萄糖标准储存液 5.0ml 放于 100ml 容量瓶中，用 12mmol/L 苯甲酸溶液稀释至刻度，混匀。

二、Folin-Wu 法测定激素对血糖浓度的影响作用

【实验目的】

1. 使用 Folin-Wu 法测定血糖浓度。

2. 学习胰岛素和肾上腺素对血糖浓度的影响。

【实验原理】

葡萄糖的醛基具有还原性，与碱性铜试剂混合加热后，被氧化成羧基，而碱性铜试剂中的二价铜（Cu^{2+}）则被还原成红黄色的氧化亚铜（Cu_2O）沉淀。氧化亚铜又可使磷钼酸还原，生成钼蓝，使溶液呈蓝色，其蓝色的深度与血滤液中葡萄糖的浓度成正比。可用比色法于 420nm 波长下测定之。

测定血糖含量时必须先除去其中的蛋白质，制成无蛋白血滤液，再行检验。

向抗凝血（如加入草酸钾的血液）中逐滴加入硫酸，再逐滴加入钨酸钠，钨酸钠与硫酸作用，生成钨酸，可使血液中的蛋白质凝固、沉淀，通过离心或过滤除去沉淀，即得无蛋白血滤液，此种滤液还适用于测定非蛋白氮、肌酐和尿酸等。

糖在体内的代谢受神经和激素的调节。调节糖代谢最主要的激素是胰岛素和肾上腺素，前者可使血糖降低，后者可使血糖升高。胰岛素是主要的降血糖激素，由胰岛 B 细胞所产生，其主要作用有：①促进细胞摄取葡萄糖；②促进糖原合成，减少糖原分解；③促进糖氧化和分解，加速糖的利用；④促进三酰甘油的合成和储存；⑤阻止糖异生作用。高血糖、高氨基酸、促胰液素、胰升糖素和迷走神经兴奋等都可促进胰岛素的释放。肾上腺素主要促进糖原分解，为细胞提供葡萄糖的来源。

【实验操作】

1. 取禁食 24h 的家兔，称其体重。

2. 采血 剪去兔耳静脉部分耳毛，用 75%酒精棉球消毒。用针刺或刮脸刀片割破耳静脉，干燥试管取抗凝血。

3. 注射胰岛素 按照 1.5unit/kg 体重的剂量从家兔耳缘静脉注入胰岛素，记录时间。1h 后采血。采血后，立即给家兔皮下注射 40%的葡萄糖溶液 10ml，防止家兔发生胰岛素休克。

4. 皮下注射肾上腺素（1：1000 肾上腺素） 按 0.37ml/kg，如家兔重 2kg就需 0.74ml。可吸取肾上腺素制剂 1.5ml，加 0.9% NaCl 溶液 2.5ml，取2ml 即相当于 0.74ml 原制剂。注射 30min 后采血。

5. 制备无蛋白血滤液 取干燥锥形瓶一只，加7ml 去离子水，用奥氏吸管吸取草酸抗凝血液 1ml。将吸管外壁附着的血液擦干净，插入去离子水底层，缓缓放出血液，再用上层液将吸管壁黏附的血液全部洗下，混匀，待血球全部溶化，逐滴加入1/3mol/L 的硫酸 1ml，边加边摇，逐滴加入 10%的钨酸钠1ml，边加边摇，静置 10min，血溶液由红色变成棕色凝块。以优质无氨滤纸过滤，收集滤液备用。本实验共制备三组无蛋白血滤液，正常组、胰岛素组和肾上腺素组，分别标记为测定管 1、测定管 2、测定管 3。

6. 血糖测定 取 5 支 25ml 血糖管，编号，按表 3-20-2 操作。

表 3-20-2　血糖测定

	标准管	测定管 1	测定管 2	测定管 3	空白管
葡萄糖标准液（ml）	2.00	—	—	—	—
无蛋白血滤液（ml）	0	2.00	2.00	2.00	—
H$_2$O（ml）	—	—	—	—	2.00
碱性铜溶液（ml）	2.00	2.00	2.00	2.00	2.00
	充分混匀，置沸水浴 8min，置冷水浴冷却 3min（勿摇动）				
磷钼酸试剂（ml）	2.00	2.00	2.00	2.00	2.00
	混匀，放置 2min（使二氧化碳逸出）				
去离子水加至（ml）	25.00	25.00	25.00	25.00	25.00

充分摇匀，待气体消失后，以空白管调零点，于420nm波长处比色测定。

【实验结果】

用下式计算血液样品中血糖含量：

样品的血糖（mg%）=$OD_{测}/OD_{标}\times 100$

【分析讨论】

1. 为什么测定血糖时必须预先除去蛋白质?

2. 为什么选用奥氏吸管吸取血液?

3. 为什么用 Folin-Wu 血糖管定糖?

4. 测定的血样品为什么必须空腹采血?

【实验用品】

1. 动物　中国白兔。

2. 器材　锥形瓶、奥氏吸管、血糖管、恒温水浴锅、722 型分光光度计。

3. 试剂

（1）10%钨酸钠溶液：应为中性或弱碱性，否则蛋白质沉淀不完全。其校正方法是取此溶液10ml，加 0.05mol/L 硫酸溶液 0.4ml，再加入 1%酚酞 1 滴，溶液应呈粉红色；若呈紫红色，可加入 0.05mol/L 硫酸溶液；若呈黄色，需加入 0.1mol/L 氢氧化钠溶液，直到出现不褪色的粉红色的中性反应为止。计算出应加的酸或碱的量。

（2）葡萄糖标准液：储存液（10mg/ml）：准确称取 1g 葡萄糖，溶于 0.25%苯甲酸溶液 50ml 中，转移至 100ml 容量瓶中，最后用 0.25%苯甲酸溶液定容，摇匀，置于冰箱中保存。

应用液（0.1mg/ml）：取 1ml 储存液置于 100ml 容量瓶中，用 0.25%苯甲酸溶液定容。

（3）碱性铜试剂：在 400ml 去离子水中加入 40g 无水碳酸钠，在 300ml 去离子水中加入 7.5g 酒石酸，在 200ml 水中加入4.5g 硫酸铜结晶，分别加热溶解，冷却后将酒石酸溶液倾入碳酸钠溶液中，混合后移入到 1000ml 的容量瓶中，再将硫酸铜溶液倾入并加水至刻度。此试剂可于室温下长期保存。如有沉淀产生，需过滤后方可使用。

（4）磷钼酸试剂：在烧杯内加入70g 钼酸、10g 钨酸钠、10%氢氧化钠溶液 400ml 及 400ml 去离子水，混合后煮沸 20~40min，去除钼酸中可能存在的氨。冷却后，加入 250 ml 浓磷酸（85%），混匀，用去离子水稀释至1000ml。

（5）其他试剂：草酸钾粉末、10%氢氧化钠溶液、1/3mol/L 硫酸溶液、0.25%苯甲酸溶液。

（徐　浩　李　冲）

实验二十一　烟酸衍生物对血脂的影响

一、皂化反应法检测烟酸衍生物对血中甘油三酯浓度的影响

【实验目的】

1. 观察烟酸衍生物对血脂的影响。

2. 采用皂化反应法测定血中甘油三酯的浓度。

【实验原理】

血脂指血浆中的脂类物质，包括三酰甘油、脂肪酸、磷脂、胆固醇及其酯等。血脂水平不仅反映了机体脂代谢情况，还与心脑血管疾病、胰腺炎、糖尿病等疾病密切相关，因此测定血脂具有重要的临床意义。烟酸衍生物（如阿昔莫司）是目前临床常用的一类降血脂药物。烟酸及其衍生物能够抑制脂肪组织的分解，减少游离脂肪酸的释放，从而降低甘油三酯的合成，并通过抑制极低密度脂蛋白和低密度脂蛋白的合成，使血液中的甘油三酯和总胆固醇的浓度下降。在使用降血脂药物治疗的过程中，要定期检测患者血脂水平，以指导药物和剂量的调整。临床上血脂的测定包括测定血浆中甘油三酯、胆固醇、极低密度脂蛋白、低密度脂蛋白、高密度脂蛋白等浓度。本实验采用皂化反应法观察烟酸衍生物阿昔莫司（乐脂平）对高血脂大鼠血浆中甘油三酯水平的影响。

实验首先用庚烷-异丙醇联合抽提剂自血浆中有选择地抽提甘油三酯。甘油三酯能够与强碱氢氧化钾发生皂化反应，生成甘油和钾皂。甘油具有一定的还原性，可被过碘酸氧化生成甲醛。而甲醛与乙酰丙酮（2，4-戊二酮）和氨缩合生成有黄色荧光的 3，5-二乙酰-1，4-二氢二甲基吡啶，即可通过比色法测定产物生成量，反映血浆中甘油三酯的浓度。反应式如下：

【实验操作】

1. 体重 80g 左右的 SD 雄性大鼠随机分为正常组对照、高脂饮食组和烟酸给药组，高脂饮食组和烟酸给药组均喂食高脂饲料 8 周。第 5 周开始，烟酸给药组的大鼠喂饲阿昔莫司每只每日 6mg。喂养 8 周后，采血测甘油三酯含量。

2. 采血　三组大鼠均腹腔注射 1%戊巴比妥麻醉，剖腹，以 5ml 注射器从大鼠腹主静脉缓慢取血，血液用肝素抗凝。

3. 血液于 4℃离心（1000g×10min），取血浆。

4. 取 5 只试管，编号，按表 3-21-1 操作。

表 3-21-1　实验操作

试剂（ml）	测定管 1	测定管 2	测定管 3	标准管	空白管
血浆	0.20	0.20	0.20	—	—
标准应用液	—	—	—	0.20	—
去离子水	—	—	—	0.20	0.20
抽提剂	2.50	2.50	2.50	2.30	2.50
0.04mol/L 硫酸	0.50	0.50	0.50	0.50	0.50

剧烈振摇试管 30 次，静置后溶液分成两层，用胶头滴管将上层溶液移取至新试管。

5. 另取 5 支试管，编号，按表 3-21-2 操作。

表 3-21-2　实验操作

试剂（ml）	测定管 1	测定管 2	测定管 3	标准管	空白管
上述抽提液	0.30	0.30	0.30	0.30	0.30
异丙醇	1.50	1.50	1.50	1.50	1.50
皂化剂	0.50	0.50	0.50	0.50	0.50
	混匀后，65℃水浴保温 15min，然后冷却				
氧化试剂	1.00	1.00	1.00	1.00	1.00
乙酰丙酮试剂	1.00	1.00	1.00	1.00	1.00

充分混匀试管中的溶液，置 65℃水浴中 15min，取出冷却至室温后，以空白管溶液调零，于 420nm 波长处比色测定各溶液吸光度。

【实验结果】

1. 记录各溶液在 420nm 处的吸光度 A。

2. 用下式计算血浆甘油三酯含量：

血浆甘油三酯浓度（mg%）$=A_u/A_s×100$

【分析讨论】

1. 本实验观察了阿昔莫司对高脂血症大鼠血浆中甘油三酯水平的影响，是否全面地反映了阿昔莫司的降血脂作用和临床意义？还需做哪些检测？

2. 有些临床使用的降血脂药物具有肝损伤作用，本实验中用到的阿昔莫司体内代谢途径如何？它对人体会有哪些不良反应？

【实验用品】

1. 动物 体重 80g 左右的 SD 雄性大鼠。

2. 器材 722 型分光光度计、玻璃试管、刻度吸管、洗耳球、水浴箱、普通离心机。

3. 试剂

（1）抽提剂：以正庚烷∶异丙醇（$V∶V$）=2∶3.5 的比例混合。

（2）皂化剂：称取 5g KOH 溶于 60ml 水中，加异丙醇 40ml，混匀。

（3）氧化试剂：38.5g 无水醋酸铵溶于 350ml 水中，加入 30ml 冰醋酸和 325mg 偏高碘酸钠（$NaIO_4$），溶解后加水至 500ml，置于棕色瓶中，放于冰箱保存，至少可用 3 个月。

（4）乙酰丙酮试剂：0.4ml 乙酰丙酮加到 100ml 异丙醇中，混匀，置于棕色瓶中，室温保存。

（5）甘油三酯标准储存液（10mg/ml）：精确称取甘油三酯 1.0g，加于 100ml 容量瓶中，加抽提剂至刻度，溶解。

（6）甘油三酯标准应用液（1mg/ml）：将标准储存液用抽提剂稀释 10 倍，置于冰箱中可保存 2 个月。

（7）其他试剂：无水乙醇、0.04 mol/L 硫酸溶液。

二、甘油磷酸氧化酶法检测烟酸衍生物对甘油三酯浓度的影响

【实验目的】

1. 观察烟酸衍生物对血脂的影响。

2. 采用甘油磷酸氧化酶法测定血浆中甘油三酯的浓度。

【实验原理】

甘油磷酸氧化酶法是目前临床检验普遍使用的测定血浆甘油三酯方法。甘油磷酸氧化酶（glycerol phosphate oxidase，GPO）法的试剂分成两部分：其中脂蛋白酯酶（lipoprotein lipase，LPL）（或脂酶）和 4-氨基安替比林（4-Aminoant-ipyrine，4-AAP）组成试剂Ⅱ，甘油激酶（glycerokinase，GK）、GPO 和过氧化物酶（peroxidase，POD）组成试剂Ⅰ。血清加试剂Ⅰ，37℃孵育，因无 LPL，TG 不能水解，游离甘油（free glycerol，FG）在 GK 和 GPO 作用下反应，生成 H_2O_2。但因体系中不含 4-AAP，Tirnder 反应不能完成。反应过程如下：

$$甘油 \xrightarrow[ATP \quad ADP]{GK} 3\text{-磷酸甘油} \xrightarrow[2H_2O + O_2 \quad 2H_2O_2]{GPO} 磷酸二羟丙酮$$

$$2H_2O_2 \xrightarrow[POD]{} 2H_2O + O_2$$

然后加入试剂Ⅱ，TG反应，最后生成红色苯醌亚胺，反应式如下：

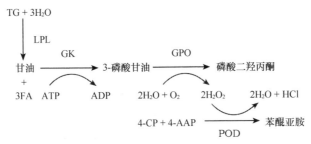

利用比色法测得产物生成量。

【实验操作】

1. 体重 80g 左右的 SD 雄性大鼠随机分为正常组对照、高脂饮食组和烟酸给药组，高脂饮食组和烟酸给药组均喂食高脂饲料 8 周。第 5 周开始，烟酸给药组的大鼠喂饲阿西莫司每日每只 6mg。喂养 8 周后，采血测甘油三酯含量。

2. 采血　三组大鼠均腹腔注射 1%戊巴比妥麻醉，剖腹，以 5ml 注射器从大鼠腹主静脉缓慢取血。

3. 血液置于 4℃过夜凝固后，离心（1000g×20 min），取血清。

4. 应用试剂配制

（1）应用试剂Ⅰ：酶溶液Ⅰ5ml 加 Tris-HCl 45ml 混匀。

（2）应用试剂Ⅱ：酶溶液Ⅱ5ml 加 Tris-HCl 45ml 混匀。

5. 取 5 支试管，按表 3-21-3 加入试剂。

表 3-21-3　实验操作

试剂（μl）	测定管 1	测定管 2	测定管 3	标准管	空白管
血清	10	10	10	—	—
标准应用液	—	—	—	10	—
H$_2$O	—	—	—	—	10
试剂Ⅰ	500	500	500	500	500
		振荡混匀，37℃水浴 5min			
试剂Ⅱ	500	500	500	500	500

振荡混匀，37℃水浴 10min，以空白管溶液调零，于 500nm 波长处比色测定各溶液吸光度。

【实验结果】

1. 记录各溶液在 500nm 处的吸光度 A_{500}。

2. 用下式计算血清甘油三酯含量：

$$血清甘油三酯浓度（mg\%）=A_u/A_s×100$$

【分析讨论】

干扰酶法测定血清甘油三酯含量的因素可能有哪些？

【实验用品】

1. 动物 体重 80g 左右的 SD 雄性大鼠。

2. 器材 微量移液器、塑料离心管、水浴箱、普通离心机、722 型分光光度计。

3. 试剂

（1）Tris-HCl 缓冲液：Tris-HCl 0.15mol/L，pH7.6；4-CP 2.5mmol/L，硫酸镁 10mmol/L；胆酸钠 3.5mmol/L；TritonX-100 0.1g/L；ATP，1.0mmol/L。

（2）酶溶液 I：GK 500U，GPO 3000U，POD 1000U，溶于 50ml Tris-HCl 缓冲液中。

（3）酶溶液 II：LPL 3000 U，1mmol 4-AAP 溶于 50ml Tris-HCl 缓冲液中。

（4）标准应用液（1mmol/L 三油酸甘油酯水溶液）：精确称取三油酸甘油酯 177mg（可直接称入 100ml 容量瓶中），加 Triton X-100 5ml，置 56℃ 水浴约 10min，澄清后加蒸馏水 90ml，冷却至室温，再加蒸馏水至刻度线。2ml 分装，置于 4℃。

注意：切勿冰冻，冰冻后溶液变混（加热后会澄清），久冻后值会降低。

（尹晓慧　关秋华）

实验二十二 四氯化碳致急性肝损伤的组织学与肝功能检测

【实验目的】

1. 学习四氯化碳致小鼠急性肝损伤模型的建立方法。

2. 观察四氯化碳致小鼠急性肝损伤模型的细胞形态和生化指标变化。

【实验原理】

四氯化碳（CCl_4）肝毒性的作用机制存在多种假设，其公认的主要机制是自由基的形成及引发的链式过氧化反应。CCl_4 在体内可经肝微粒体细胞色素 P450 代谢激活，生成活性自由基及一系列氧活性物，可与肝细胞质膜或亚细胞结构的膜脂质发生过氧化反应，膜磷脂大量降解，从而破坏细胞膜结构完整性，引起膜通透性增加，最终导致肝细胞死亡。CCl_4 诱导的肝损伤模型已被广泛用于肝脏疾病的研究、新药的开发等。在环境污染物中也可能存在 CCl_4，这一现象正在逐渐引起社会的重视。

体内广泛存在两种重要的转氨酶，丙氨酸转氨酶（alanine transaminase，ALT）和天冬氨酸转氨酶（aspartate transaminase，AST）。转氨酶主要存在于组织细胞内，分布在线粒体基质中，正常人血清中活性很低。某些原因使细胞破坏，大量转氨酶从细胞内释放入血，导致血中转氨酶活性升高，临床上以此作为疾病诊断和预后的参考指标之一。转氨酶的测定采用赖氏法（Reitman-Frankel 法），血清中的 ALT（AST）能与丙氨酸（天冬氨酸）和 α-酮戊二酸反应生成丙酮酸（草酰乙酸）和谷氨酸，丙酮酸（草酰乙酸）能与 2，4-二硝基苯肼反应生成 2，4-二硝基苯腙，其在碱性溶液中呈红棕色，且在 505nm 处有最大吸收值。首先用丙酮酸标准液作标准曲线，然后测定样品的吸光度，根据标准曲线，得到样品的吸光度，并乘以血清稀释倍数，计算出 ALT 的活力。

生物体内广泛存在着超氧物歧化酶（superoxide dismutase，SOD），是一种清除超氧阴离子自由基（$\cdot O_2^-$）的酶，SOD 可防御人体内外环境中超氧阴离子对人体的侵害。在急性肝损伤研究中，SOD 的变化是经常检测的指标之一。实验依据超氧物歧化酶抑制氮蓝四唑（NBT）在光下的还原作用来确定酶活性大小。在有氧化物质存在下，核黄素可被光还原，或者在有氧条件下极易再氧化而产生 $\cdot O_2^-$，可将氮蓝四唑还原为蓝色的甲腙，后者在 560nm 处有最大吸收。而 SOD 可清除 $\cdot O_2^-$，从而抑制了甲腙的形成。于是光还原反应后，反应液蓝色愈深，说明酶活性愈低，反之酶活性愈高。据此可以计算出酶活性大小。

【实验操作】

1. 模型制备 采用 Wistar 或 SD 大鼠 10 只，体重（250 ± 30）g，随机分为两组。实验组：用 CCl_4 溶于精制植物油（花生油或橄榄油），配成浓度为 40% 的 CCl_4 溶液，予 10ml/kg 分组腹腔注射给药，24～48h 后处死动物。取材，检测指标。对照组：予相同剂量的精制植物油腹腔注射。

2. 血液、肝组织样品处理　血清：取上清液低温保存，用来检测转氨酶活性。肝组织样品：取 0.1g 加 1ml 生理盐水匀浆，离心（1000g，15min），取上清液低温保存，用以检测 SOD 活性。

3. 转氨酶活性测定

（1）ALT 活性测定：本实验采用赖氏法，具体步骤如下。

1）ALT 标准曲线的绘制：按表 3-22-1 向各管加入相应试剂。

表 3-22-1　ALT 标准曲线的绘制

管号	1	2	3	4	5
0.1mol/L 磷酸盐缓冲液（ml）	0.10	0.10	0.10	0.10	0.10
2.0mmol/L 丙酮酸标准液（ml）	0	0.05	0.10	0.15	0.20
基质缓冲液（ml）	0.50	0.45	0.40	0.35	0.30
2，4-二硝基苯肼溶液（ml）	0.50	0.50	0.50	0.50	0.50
		混匀，37℃水浴 20min			
0.4mol/L NaOH 溶液（ml）	5.00	5.00	5.00	5.00	5.00
酶活性浓度（卡门单位）	0	28	57	97	150

混匀，放置 5min，在波长 505nm 处，以 1 号管为对照，读取各管吸光度。

以吸光度值为纵坐标，对应的酶卡门活性单位为横坐标，各标准管代表的活性单位与吸光度值作图，即成标准曲线。

2）样品的测定：在测定前取适量的底物溶液和待测血清样品，37℃水浴预温 5min 后使用，具体按表 3-22-2 操作。

表 3-22-2　样品的测定

管号	对照管	测定管
血清（ml）	0.10	0.10
基质缓冲液（ml）	—	0.5
	混匀后，置 37℃保温 30min	
2，4-二硝基苯肼溶液（ml）	0.50	0.50
基质缓冲液（ml）	0.50	—
	混匀后，置 37℃保温 20min	
0.4mol/L NaOH 溶液（ml）	5.00	5.00

室温放置 5min，在波长 505nm 处以对照管为空白对照，读取测定管吸光度值。该值在标准曲线上能查得 ALT 的卡门单位。

（2）AST 活性测定：参照 ALT 的测定方法。

4. SOD 的测定　本实验采用碧云天总 SOD 活性检测试剂盒（NBT 法），

按试剂盒的说明操作，计算出 SOD 的活性单位。

（1）取四只 EP 管，参考表 3-22-3 依次加入待测样品和其他各种溶液。加入酶工作液后充分混匀。

表 3-22-3 SOD 的测定

	样品	空白对照 1	空白对照 2	空白对照 3
待测样品	20μl	—	—	20μl
对照溶液	—	20μl	40μl	20μl
NBT 工作液	180μl	180μl	180μl	180μl
工作液	20μl	20μl	—	—

注意：①加入酶工作液后反应即会开始，可以在低温下操作或用排枪操作以减小各孔间因为加入酶工作液的时间先后而导致的误差。②由于不同溶液可能对最终的吸光度读数产生影响，待测样品处于什么样的溶液中，对照溶液也应该使用相同溶液。例如，样品在 PBS 中，则需使用 PBS 作为对照溶液。

（2）37℃孵育 20min。

（3）在 560 nm 测定吸光度（A）。

（4）SOD 活性的计算。

1）抑制百分率的计算：参照如下计算公式计算抑制百分率。

抑制百分率=$[(A_{空白对照1}-A_{空白对照2})-(A_{样品}-A_{空白对照3})]/(A_{空白对照1}-A_{空白对照2})\times100\%$

2）SOD 酶活力的计算公式如下：

待测样品中 SOD 酶活性单位=抑制百分率/（1-抑制百分率）units

5. 组织病理学观察 取小鼠肝脏小叶，切取组织块 5mm × 5mm×2mm，放置于塑料储片夹中并置于 10%福尔马林中固定24h，用水冲洗后经梯度乙醇脱水，二甲苯透明，常规石蜡包埋处理后切成4μm 厚薄片，HE 染色，于倒置荧光显微镜下观察肝切片的形态学改变。

【实验结果】

1. 记录测定的吸光度值，并计算 ALT 和 AST 的卡门单位。

2. 计算 SOD 的酶活性单位。

3. 观察肝组织切片。

【分析讨论】

1. 研究肝脏损伤的动物模型还有哪些？

2. 临床上急性肝损伤会导致哪些生化指标的变化？

【实验用品】

1. 动物 Wistar 或 SD 大鼠。

2. 器材 动物手术台、722 型分光光度计、电子天平、托盘天平、玻璃匀浆器。

3. 试剂

（1）CCl₄：用花生油或橄榄油配制 40% 的 CCl₄ 溶液。

（2）0.1mol/L 磷酸二氢钾溶液：称取 KH₂PO₄ 13.61g，溶解于去离子水中，加水至 1000ml，4℃保存。

（3）0.1mol/L 磷酸氢二钠溶液：称取 Na₂HPO₄ 14.22g，溶解于去离子水中，并稀释至 1000ml，4℃保存。

（4）0.1mol/L 磷酸盐缓冲液（pH7.4）：取 0.1mol/L 磷酸氢二钠溶液 420ml 和 0.1mol/L 磷酸二氢钾溶液 80ml，混匀，即为 pH7.4 的磷酸盐缓冲液。加氯仿数滴，于 4℃保存。

（5）基质缓冲液：称取 L-丙氨酸 1.79g，α-酮戊二酸 29.2mg，先溶于 0.1mol/L 磷酸盐缓冲液约 50ml 中，用 1mol/L NaOH 调 pH 至 7.4，再加磷酸盐缓冲液至 100ml，4～6℃保存，配成 200mmol/L 丙氨酸与 2.0mmol/L α-酮戊二酸基质缓冲液。

（6）1.0mmol/L 2,4-二硝基苯肼溶液：称取 2,4-二硝基苯肼 19.8mg，溶于 1.0mol/L 盐酸 100ml，置于棕色玻璃瓶中，室温下保存，若冰箱保存可稳定 2 个月。若有结晶析出，应重新配制。

（7）0.4mol/L NaOH 溶液：称取 NaOH 1.6g 溶解于去离子水中，并加蒸馏水至 100ml，置于具塞塑料试剂瓶内，室温下可长期稳定。

（8）2.0mmol/L 丙酮酸标准液：准确称取丙酮酸钠 22.0mg，置于 100ml 容量瓶中，加 0.05mol/L 硫酸至刻度。此液不稳定，应现用现配。

（9）NBT 工作液的配制：按照 SOD 检测缓冲液 1.8ml 中加入 NBT 50μl 的比例进行配制（用 SOD 检测缓冲液将 NBT 稀释约 36 倍），混匀后即为 NBT 工作液，需现用现配。

（10）酶工作液的配制：先把试剂盒中的酶溶液轻轻混匀，并轻轻离心沉淀酶溶液至管底。按照每 200μl 稀释液中加入 10μl 酶溶液的比例进行配制（用稀释液将酶溶液稀释约 20 倍），混匀后即为酶工作液。

（徐　浩　李　冲）

实验二十三　质粒的碱裂解法制备及电泳检测

【实验目的】

1. 采用碱裂解法从大肠埃希菌中提取纯化质粒 pXMCB-βB2。

2. 使用琼脂糖凝胶电泳对纯化的质粒进行检测。

【实验原理】

基因工程技术已成为当今生命科学研究中的核心技术之一，并可应用于工农业生产、临床医学等多方面。其基本流程包括获取目的基因和相关载体、连接目的基因和载体（形成重组 DNA）、将重组 DNA 导入受体细胞、筛选和鉴定重组子、目的基因的表达等。质粒（plasmid）作为基因工程中的常用载体，它的制备纯化已成为此技术中的重要环节。

制备质粒一般分为三个步骤：扩增质粒（培养细菌）、提取质粒和纯化质粒。其中，提取质粒的方法有去垢剂法、碱裂解法、煮沸法和溶菌酶法等。碱裂解法适合提取小质粒（<15kb），具有得率高和纯度好的特点。本实验采用碱裂解法制备质粒 pXMCB-βB2。首先将细菌暴露于高 pH（12～12.5）的十二烷基硫酸钠（sodium dodecylsulfate，SDS）溶液中，这会使细胞破裂，染色体 DNA 和蛋白质变性。尽管在这种条件下质粒 DNA 双链间的氢键也会断裂，但由于质粒 DNA 与染色体 DNA 的拓扑结构不同，质粒 DNA 的双链依然彼此盘绕，不会分离。加入高浓度醋酸钾溶液将 pH 调至中性，质粒 DNA 双链就会准确而迅速地恢复，呈可溶解状态。而染色体 DNA 的复性缓慢而困难，它与变性蛋白质、RNA、细胞碎片等相互缠绕形成网状聚合物。同时，高浓度的醋酸钾溶液亦会引起高分子量的 RNA 和变性蛋白质发生沉淀。此时，通过离心可将大部分细胞碎片、染色体 DNA、RNA 及蛋白质除去，质粒保留在上清液中。粗提的质粒常需进一步纯化，包括酚氯仿抽提法、柱层析法、聚乙二醇沉淀和密度梯度离心等多种方法。

酚氯仿抽提法是根据有机溶剂（酚氯仿抽提液）可导致蛋白质变性沉淀的机制从而实现去除残存蛋白质的作用。最后，使用乙醇将水相中的质粒 DNA 沉淀出来以去除多余的无机盐，使其得到进一步纯化。而层析柱法是利用一些层析剂可特异吸附质粒 DNA 的性质，达到去除杂质纯化质粒 DNA 的目的。基于以上原理，现已开发出多种试剂盒商品。使用试剂盒具有节省时间、简单易行的特点，但试剂盒中各试剂的具体成分往往作为商业机密而不被公开。

本实验分别采用碱裂解-酚氯仿抽提法和碱裂解-层析柱（试剂盒）法制备纯化质粒 pXMCB-βB2，并用琼脂糖凝胶电泳检测质粒的制备情况。

【实验操作】

（一）大肠埃希菌中质粒 pXMCB-βB2 的制备

1. 碱裂解-酚氯仿抽提法

（1）细菌的培养：将含质粒（pXMCB-βB2）的大肠埃希菌菌株 JM101 接种到含有 100μg/ml 氨苄青霉素的 LB 培养基中，37℃振荡，培养过夜。

（2）细菌的收集：取 1.2ml 培养菌液加入 1.5ml Eppendorf 管中，室温离心（8000g，2min），收集沉淀。重复上述操作多次，合计收集 3～5ml 菌液沉淀。

注意：离心结束后，尽可能吸净沉淀中的培养液。

（3）质粒的提取与纯化

1）向沉淀中加入 100μl 预冷（冰浴）的溶液Ⅰ，振荡混匀，使细菌充分悬浮。

2）加入 200μl 新鲜配制的溶液Ⅱ，立即温和颠倒 Eppendorf 管 5～10 次，以混匀管内各组分，冰上放置 5min。

3）再加入 150μl 预冷（冰浴）的溶液Ⅲ，立即温和颠倒 Eppendorf 管 5～10 次，以混匀管内各组分，冰上放置 3～5min。室温离心（12 000g，5min），使用加样枪转移上清液至另一 Eppendorf 管中，记录转移的上清液体积。

4）加入与上清液等体积的酚氯仿抽提液，振荡混匀，室温离心（12 000g，5min），转移上清液至另一 Eppendorf 管中。重复步骤 4）一次。

5）取 2 倍体积的无水乙醇加入 Eppendorf 管中，振荡混匀。室温放置 2min 后，室温离心（12 000g，5min），弃上清液，保留沉淀。（注意：尽可能吸净上清液。）

6）加 1ml 70%乙醇至沉淀中，振荡混匀，室温离心（12000g，5min），弃上清液。（注意：应尽可能吸净上清液。）室温蒸发乙醇 10～15min。

7）加入 30μl TE 缓冲液溶解沉淀，即获得纯化的质粒溶液。

2.碱裂解-层析柱法

（1）细菌的培养：方法同前。

（2）细菌的收集：方法同前。

（3）质粒的提取与纯化

1）向沉淀中加入 250μl 悬浮液（P1），振荡混匀，使细菌充分悬浮。

2）加入 250μl 裂解液（P2），立即温和颠倒 Eppendorf 管 5～10 次，以混匀管内各组分。室温下放置 4min。

3）加入 350μl 中和液（P3），立即温和颠倒 Eppendorf 管 5～10 次，以混匀管内各组分。室温下离心（12 000g，10min）。

4）将上清液全部转移至层析柱中，室温离心（9000g，1min），弃去收集管中液体，将层析柱重新插入收集管。注意层析柱的最大有效容积为 750μl，如果上清液较多，可以重复步骤 4）直至所有上清液流过层析柱。

5）向层析柱中加入 450μl 去蛋白液（DW），室温离心（9000g，1min），弃去收集管中液体，将层析柱重新插入收集管。

6）向层析柱中加入 450μl 洗柱液（WS），室温离心（9000g，1min），弃去收集管中液体，将层析柱重新插入收集管。重复步骤 6）一次。

7）室温离心（9000g，1min）空层析柱，弃去收集管。将层析柱转移至一支新的 1.5ml Eppendorf 管中。向层析柱的膜中央加入 30μl 洗脱液（elution buffer），室温放置 2min。室温离心（9000g，1min），收集液即是纯化的质粒溶液。

（二）琼脂糖凝胶电泳检测纯化的质粒 pXMCB-βB2

取 7μl 质粒溶液作为样品，进行 1%琼脂糖凝胶电泳。电泳操作步骤参见本书实验十四。

【实验结果】

1. 观察并记录质粒提取过程中的实验现象。

2. 拍摄质粒的琼脂糖凝胶电泳图。

【分析讨论】

1. 举例说明提取纯化的质粒在基因工程中的具体应用？

2. 目前常用的载体有哪些？各有何特点？

【实验用品】

1. 菌株　含质粒（pXMCB-βB2）的大肠埃希菌菌株 JM101（由徐州医科大学生物化学与分子生物学教研室保存）。

2. 器材　高压灭菌锅、恒温摇床、凝胶成像仪、普通离心机、涡旋振荡器、加样枪及枪头。

3. 试剂

（1）碱裂解-酚氯仿抽提法

1）氨苄青霉素应用液（25mg/ml）：100mg 氨苄青霉素溶于 4ml 去离子水中，用 0.22μm 滤膜过滤除菌，分装于灭菌的离心管中，于–20℃保存。

2）LB 培养基：5.0g 胰化蛋白胨，2.0g 酵母提取物，5.0gNaCl，加去离子水溶解，用 5mol/L 的 NaOH 调 pH 为 7.4，定容至 500ml。高压灭菌 20min。

3）溶液Ⅰ（10mmol/L EDTA，50mmol/L 葡萄糖，25mmol/L Tris-HCl，pH8.0）：0.30g Tris，0.37g EDTA，0.99g 葡萄糖，加去离子水溶解，用 HCl 调 pH 为 8.0，定容至 100ml。

4）溶液Ⅱ（0.2mol/L NaOH，1%SDS）：0.8g NaOH，1.0g SDS，加去离子水溶解，定容至 100ml（注意：溶液Ⅱ需新鲜配制使用）。

5）溶液Ⅲ（3mol/L K^+，5mol/L CH_3COO^-）：5mol/L CH_3COOK 60ml，冰醋酸 11.5ml，加去离子水定容至 100ml。

6）酚氯仿抽提液：在 100mmol/L Tris-HCl（pH8.0）缓冲液中平衡酚：氯

仿：异戊醇按照体积比 25：24：1 混合均匀，置于棕色玻璃瓶中，于 4℃保存。

注意：酚具有强腐蚀性。

7）TE 缓冲液（100mmol/L Tris-HCl，1mmol/L EDTA，pH8.0）：0.12g Tris，0.037g EDTA，加去离子水溶解，用 HCl 调 pH 为 8.0，定容至 100ml。

8）无 DNA 酶的 RNA 酶 A：将 RNA 酶 A 溶于 TE 中，浓度为 10mg/ml。100℃加热 15min，缓慢冷却至室温，分装，置–20℃保存。使用前稀释。

9）其他：DNA 标准品（DNA Marker，0.5～10 kb）、无水乙醇、70%乙醇。

（2）碱裂解-层析柱法

1）氨苄西林应用液（25mg/ml）：同碱裂解-酚氯仿抽提法。

2）LB 培养基：同碱裂解-酚氯仿抽提法。

3）SanPrep 柱式质粒小量抽提试剂盒：其中，需要做预处理的试剂如下。

悬浮液（P1）：初次使用前，将试剂盒中的 RNase A 全部溶解于缓冲液 P1 中，混匀，标记为悬浮液 P1，置于 4℃保存。

洗柱液（DW、WS）：初次使用前，在试剂盒中的 wash solution 中加入适量无水乙醇（乙醇终浓度为 80%）。混匀，标记为洗柱液 WS，置于室温下密封保存。

裂解液（P2）：每次使用前检查其中是否出现沉淀。如有沉淀，于 37℃溶解沉淀，待冷却至室温后使用。

中和液（P3）：每次使用前检查其中是否出现沉淀。如有沉淀，于 37℃溶解沉淀，待冷却至室温后使用。

4）其他：DNA 标准品（DNA Marker，0.5～10 kb）、无水乙醇。

（3）琼脂糖凝胶电泳：参见实验十一。

（刘　静　陆　梁）

实验二十四　大鼠 β-晶体蛋白 B2 在大肠埃希菌中的诱导表达

【实验目的】

1. 学习在大肠埃希菌中诱导表达大鼠 β-晶体蛋白 B2。

2. 应用 SDS 聚丙烯酰胺凝胶电泳检测诱导表达的产物——大鼠 β-晶体蛋白 B2。

【实验原理】

大肠埃希菌表达系统是目前应用最广泛的原核表达体系，适合表达生产相对分子质量较小、结构较为简单的外源蛋白。它具有遗传背景清楚、培养周期短、操作简便、成本低廉、目的蛋白产量高等优点。但由于大肠埃希菌表达系统的原核性，其缺乏真核生物转录后加工和翻译后修饰的功能，因此不宜用于表达结构复杂，特别是空间结构或生物学活性依赖于磷酸化、酰基化、糖基化等修饰的真核蛋白质。

表达系统的核心之一是表达载体。典型的原核表达载体包含复制起点、选择标记的编码序列（常常是抗生素抗性基因）、启动子、SD 序列、多克隆位点和转录终止子等。启动子用来启动外源基因的表达，可分为组成型启动子和诱导调控型启动子。启动子的强弱对表达量具有决定性作用。在大肠埃希菌表达系统中，大部分表达载体采用诱导调控型启动子控制目的基因的表达。诱导调控型启动子能控制目的基因在特定诱导因素（如温度、化学诱导剂等）存在的条件下进行表达，这样既避免了高表达的外源蛋白对细菌生长造成影响，又可减少细菌蛋白酶对外源蛋白的降解。大肠埃希菌表达系统中常用的诱导调控型强启动子有 lac、tac、trp、T7、PL、RecA 等。本实验使用 RecA 启动子，即重组蛋白 A 启动子，该启动子可被萘啶酮酸（nalidixic acid）诱导。

β-晶体蛋白 B2（beta-crystallin B2）的基因属于真核基因，具有内含子，不能直接构建到原核表达载体中。为此，本实验前期准备工作包括提取大鼠眼晶状体总 RNA、反转录 PCR 克隆 β-晶体蛋白 B2 的 cDNA、构建含 β-晶体蛋白 B2 cDNA 的原核表达载体（pXMCB-βB2）和制备大肠埃希菌 JM101 感受态细胞。

【实验操作】

（一）外源基因的诱导表达

1. 将质粒（pXMCB-βB2）转化到大肠埃希菌 JM101 感受态细胞中，涂氨苄青霉素平板筛选阳性的菌落。

2. 挑取阳性的单菌落，接种于 5ml 含氨苄青霉素（终浓度100μg/ml）的 LB 培养基中，于 37℃振荡培养过夜，转速180r/min。

3. 取 0.4ml 过夜培养菌加入 20ml 含氨苄青霉素（终浓度 100μg/ml）的 LB 培养基中，于 37℃振荡培养至吸光度值为 0.5~0.6（600nm，以 LB 培养基为空白对照）。

4. 取出 10ml 菌液平均分配于两支无菌试管中。其中一管加入 5μl 萘啶酮酸溶液（10mg/ml）。另一管不加入诱导剂萘啶酮酸，只加入 5μl NaOH 溶液（0.1mol/L）。于

37℃振荡培养 4h。

5. 将培养大肠埃希菌的试管取出，室温离心（8000g，5min）。弃上清，保留沉淀。

（二）SDS 聚丙烯酰胺凝胶电泳

1. 样品制备 每管沉淀中加入 100μl 1×上样缓冲液，充分混匀，沸水浴 5 min。颠倒混匀，室温离心（1000g，30s），取 25μl 上清液作为 SDS 聚丙烯酰胺凝胶电泳的样品。

2. 电泳 参见实验八。

3. 染色 考马斯亮蓝法，参见实验八。

【实验结果】

观察凝胶中各条带的相对位置、宽度、颜色深浅等。拍摄对照组（未诱导组）和诱导组样品的 SDS 聚丙烯酰胺凝胶电泳图。

【分析讨论】

1. 采取哪些措施能够提高外源蛋白在大肠埃希菌中的表达量？

2. 如何提取纯化原核表达系统表达出的外源蛋白？

【实验用品】

1. 菌株 含质粒（pXMCB-βB2）的大肠埃希菌菌株 JM101（由徐州医科大学生物化学与分子生物学教研室保存）。

2. 器材 恒温摇床、高压灭菌锅、普通离心机、分光光度计、垂直平板电泳仪及附件、电泳仪电源、微量移液器、培养皿等。

3. 试剂

（1）LB 培养基：5.0g 胰化蛋白胨，2.0g 酵母提取物，5.0g NaCl，加去离子水溶解，用 5mol/L 的 NaOH 调 pH 为 7.4，定容至 500ml。高压灭菌 20min，备用。

（2）氨苄青霉素应用液（25mg/ml）：100mg 氨苄青霉素溶于 4ml 去离子水中，用 0.22μm 滤膜过滤除菌，分装于灭菌的离心管中，−20℃保存。

（3）萘啶酮酸溶液（10mg/ml）：称取 10mg 萘啶酸溶于 1ml 0.1mol/L NaOH 溶液中，用 0.22μm 滤膜过滤除菌，分装于灭菌的离心管中。（注意：①萘啶酮酸溶液应新鲜制备。②萘啶酮酸有剧毒，操作时需戴手套，并防止皮肤接触和呼吸道吸入。接触萘啶酸的器皿需要用大量水冲洗。）

（4）5×上样缓冲液：取 pH6.8 Tris-HCl 缓冲液（0.625mol/L）10ml，甘油 50ml，β-巯基乙醇 4ml，10%SDS 20ml，0.05%溴酚蓝溶液 10ml，加去离子水定容至 100ml。使用前稀释。

（5）其他：SDS 聚丙烯酰胺凝胶电泳试剂参见实验八。

（周敬伟　陆　梁）

实验二十五　Southern Blot 技术检测人胶质瘤细胞 EGFR 基因的扩增

【实验目的】

利用 Southern Blot 技术检测表皮生长因子受体（epidermal growth factor receptor，EGFR）基因扩增。

【实验原理】

EGFR 是一种具有酪氨酸激酶活性的膜表面受体，其所介导的信号转导效应具有多向性，包括增殖、迁移、细胞分化和内环境的稳定等，并与细胞的再生和恶性肿瘤的发生有关。在脑胶质细胞瘤中，EGFR 异常变化（基因的扩增、高表达等）是普遍存在的。

本实验拟利用 Southern Blot 技术检测人脑胶质细胞瘤中 EGFR 基因扩增的情况，将有助于进一步了解 EGFR 基因扩增和脑胶质细胞瘤发生的关系。

获得相当纯度和完整性的基因组 DNA 是进行基因组 DNA 研究的前提。本实验拟利用酚抽提法提取基因组 DNA，其原理：通过用蛋白酶 K、SDS、RNA 酶消化裂解细胞并解聚核蛋白后，再通过交替使用蛋白变性剂酚和氯仿，以达到有效去除蛋白质的作用。

Southern Blot 技术包括两个过程：一是将待测核酸通过一定的方法转移并结合到一固相支持物（通常是硝酸纤维素膜或尼龙膜）上，即 Blot（blotting）；二是将固定于膜上的核酸与 DNA 探针（同位素或生物素标记）在一定的温度和离子强度下退火，即分子杂交过程。该技术是 1975 年 E. M. Southern 创建的。Southern Blot 包括 DNA 酶切、电泳、转印、固定、杂交和检测等基本步骤。

核酸探针是能与特定核酸序列发生特异性互补杂交，并含示踪物的已知核酸序列（DNA 或 RNA）。因而可检测样品中特定的基因序列。本实验选用随机引物介导法合成双链 DNA 探针，并用地高辛标记，利用氯化硝基四氮唑蓝（nitrotetrazolium blue chloride，NBT）化学发光法检测 EGFR 基因扩增情况。

【实验操作】

1. 待测 DNA 样品的制备

（1）基因组 DNA 提取

1）细胞样品预处理：倒掉培养液，用预冷的 PBS 洗 2 次，将 DNA 提取液加入培养皿中，晃动至液体黏稠，再将其转入 Eppendorf 管中，于 37℃水浴保温 1h（$5×10^6$ 细胞使用 1DNA 提取液）。

2）消化：加蛋白酶 K 至终浓度 100～300μg/ml，颠倒混匀至溶液变黏稠。50℃水浴保温 3h，其间不时颠倒几次。

3）酚/氯仿抽提：将上述溶液冷却至室温，加入等体积的饱和酚，轻轻上下颠倒 5～10min，直至溶液变成乳浊状。室温下离心（5000g，15min），取水相，加入等体积的酚/氯仿/异戊醇（25：24：1），轻轻颠倒混匀，室温下离心（5000g，15min），取水相，再加入等体积的氯仿抽提一次。

4）沉淀 DNA：加入 1/10 体积的 3mol/L 醋酸钠和 2 倍体积的无水乙醇，轻轻颠倒混匀，即可出现乳白色絮状 DNA，室温下离心（5000g，5min），弃上清液。

5）洗涤、溶解 DNA：加入 1ml 75%乙醇，室温离心（5000g，5min），弃上清液。将 Eppendorf 管倒置于滤纸晾干。加入适量 TE 溶解 DNA，4℃保存备用。

（2）DNA 限制性内切酶消化：利用限制性内切酶 *Not* I 酶切基因组 DNA（10～20μg），加入 EDTA，65℃加热灭活限制性内切酶，样品即可直接进行电泳分离，必要时可进行乙醇沉淀，浓缩 DNA 样品后再进行电泳分离。

2. 待测 DNA 样品电泳分离及转膜（虹吸印迹法）

（1）酶切完毕，在琼脂糖凝胶中电泳，DNA 样品与上样缓冲液混匀，上样。在其中一孔加入适当的 DNA 分子量标准参照物。电泳结束后，用 0.25～0.50μg/ml 溴化乙锭（EB）染色 15～30min，紫外灯下观察电泳结果，并拍照。

（2）切掉多余的凝胶部分。将凝胶的左下角切去，便于凝胶方位的定位。然后将凝胶置于一搪瓷盆中。将凝胶浸于适量变性液中，室温1h 使 DNA 变性，并且不间断摇晃。

注意：不要让凝胶漂浮起来。

（3）将凝胶置于去离子水中漂洗一次，随后浸泡于适量中和液中30min，并且不间断地轻轻摇晃。换新中和液，再浸泡 15min。

（4）将塑料或玻璃平台放入搪瓷盆，此平台要求比凝胶稍大。倒入 20×SSC 溶液，使液面略低于平台表面，将一张滤纸放入平台上，两端要完全浸没在溶液中。当滤纸完全湿润，用玻璃棒将滤纸推平，并赶出滤纸和平台之间的气泡。

（5）剪一张比凝胶稍大的硝酸纤维素膜。注意要戴手套操作，千万不能用手触摸，凡被手接触过的滤膜不易被湿润，也不能结合 DNA。剪去滤膜的一角。

（6）将滤膜漂浮在去离子水中，使其从下向上完全湿润，然后用 20×SSC 溶液浸泡至少 5min，注意：如果滤膜不能被完全浸湿，则滤膜不能用。

（7）将凝胶上下颠倒后，置于平台中央，滤纸和凝胶中间不能有气泡。再将凝胶的四周用塑料薄膜围绕，但不能覆盖凝胶，防止液流短路，这种短路会引起 DNA 转移效率的降低。

（8）将湿润的滤膜放在凝胶上，膜的一端与凝胶的加样孔对齐，使两者的切角相重叠。排除两者之间的气泡。注意滤膜一旦与凝胶接触就不可再移动，因为从接触的那一刻起 DNA 已开始转移。

（9）将两张预先被 20×SSC 溶液湿润过的、与滤膜大小一样的滤纸覆盖到滤膜上，排除两者间的气泡。再剪一叠（5～8cm）略小于滤纸的吸水纸，将其置于滤纸上，在吸水纸上放一玻璃板，其上压一约 500g 的重物。

（10）静置 8～24h，使 DNA 充分转移。其间换吸水纸 1～2 次。弃吸水纸和滤纸，翻转凝胶和滤膜，使凝胶在上，置于一张干滤纸上，用软铅笔或圆珠笔标记凝胶加样孔的位置。

（11）滤膜剥离凝胶，凝胶经 EB 染色后紫外灯下检测 DNA 转移效率。滤膜置于 6×SSC 溶液中，室温下浸泡 5min，除去黏在滤膜上的凝胶碎片。

（12）将滤膜用滤纸吸干。然后置于两张干燥的滤纸之间，真空下 80℃烘烤 2h，滤膜可用于杂交或保存在真空干燥器中（图 3-25-1）。

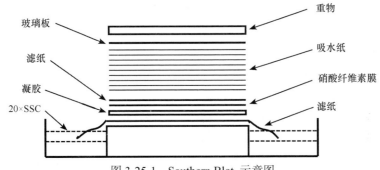

图 3-25-1 Southern Blot 示意图

3. 标记探针

（1）线性 DNA 制备：利用限制性内切酶对载体上 EGFR 基因进行双酶切，再利用生工 SanPrep 柱式 DNA 胶回收试剂盒对 EGFR 基因进行回收，并测定其浓度。

（2）将 1～2μg 线性 DNA 模板用无菌去离子水补至 15μl，沸水浴加热 10min，使 DNA 变性成单链并冰浴迅速冷却。再加入 2μl 六聚核苷酸混合物，2μl dUTP 标记用的混合物，1μl DNA 聚合酶。37℃孵育 1h 或者过夜。

注意：孵育时间越长（最高达 20h），越能够提高地高辛标记 DNA 的产量。

（3）加入 2μl EDTA（0.2mol/L）终止反应。75μl 预冷乙醇沉淀 DNA，−20℃保温 2h，离心收集沉淀，真空干燥后加 TE 溶解。

4. 杂交

（1）预杂交：将适量体积的杂交缓冲液（100cm² 膜用 10ml 预杂交液）提前预热到杂交温度（37～42℃）。将膜放入杂交液中温和振荡 30min 进行预杂交。

（2）杂交：将标记好的 DNA 探针于 100℃煮沸 5～10min，立即放冰浴冷却 10min。用预热的杂交液稀释成所需浓度。

注意：要充分混合但避免产生泡沫。

（3）倒出预杂交液，向膜上加入探针杂交液（每 100cm² 的膜加入 3.5ml 杂交缓冲液），37～42℃温和振荡孵育 4h 或过夜。

（4）洗膜：取出杂交膜，放入装有 20ml 的 2×SSC 0.1% SDS 溶液的平皿中，在室温下振荡洗涤两次，每次5min。然后放入 0.5×SSC 0.1% SDS 溶液（先

50℃水浴预热）中，68℃水浴振荡洗涤两次，每次 10min。

5. 显色

（1）杂交洗膜后，将膜转入装有 20ml 缓冲液Ⅰ的平皿中振荡洗涤 5min。加入 100 ml 缓冲液Ⅱ封闭膜上非特异性蛋白点，孵育 30～60min。

（2）再将膜转入 30ml 抗体溶液（1：5000，6μl 抗 Dig-AP 加入 30ml 缓冲液Ⅱ混匀）中孵育 30min。在缓冲液Ⅰ中振荡洗涤两次，每次 100ml，15min。

（3）将膜放入 20ml 缓冲液Ⅱ中平衡 5～10min。 然后将膜浸入底物显色液中，保持膜静止，避光。显色过夜，15～25℃孵育到有颜色出现为止。

（4）终止显色：当出现斑点时，用 60ml TE 缓冲液浸泡膜 5min，用灭菌的去离子水反复冲洗 3～5 次。拍照，记录结果。膜如果储存在 TE 中可长期保存颜色不变。

【实验结果】

观察并分析硝酸纤维素膜的显示结果，拍照并保持。

【分析讨论】

1. 分析 EGFR 基因扩增和脑胶质细胞瘤发生的关系及可能的机制，下一步有什么设想？

2. 研究基因扩增还有那些方法，它们各自的原理与优缺点。

3. 基因组 DNA 提取还有那些方法，它们各自的原理及应用范围。

4. 简述非放射性 Dig-dUTP 标记 DNA 探针杂交检测的基本原理。

【实验用品】

1. 样品 正常人脑胶质细胞、人脑胶质瘤细胞系（TG-905）、EGFR 重组质粒。

2. 器材 琼脂糖凝胶电泳装置、凝胶成像系统、真空泵、真空烤箱、水浴锅、漩涡器、台式摇床、硝酸纤维素膜。

3. 试剂

（1）DNA 提取液：10mmol/L Tris-HCl（pH8.0），0.1mol/L EDTA（pH8.0），20μg/ml 胰核糖核酸酶（RNase），0.5 ％ SDS。

（2）生工 SanPrep 柱式 DNA 胶回收试剂盒。

（3）变性液：1.5mol/L NaCl 溶液，0.5mol/L NaOH 溶液。

（4）中和液：1mol/L Tris-Cl（pH8.0），1.5mol/L NaCl。

（5）转移液（20×SSC）：3mol/L NaCl 溶液，0.3mol/L 二水柠檬酸钠溶液。

在 800ml 去离子水中溶解 175.3g NaCl 和 88.2g 二水柠檬酸钠，用 1mol/L NaOH 溶液调 pH 至 7.0，再加去离子水至 1000 ml，高压灭菌，室温下储存。

（6）6×SSC 溶液，2×SSC 0.1% SDS 溶液，0.5×SSC 0.1% SDS 溶液。

（7）DNA 稀释缓冲液：10mmol/L Tris-HCl，1mmol/L EDTA，pH8.0，内含 50μg/mL 鱼精 DNA。

（8）dUTP 标记用的混合物：1mmol/L dATP，1mmol/L dCTP，1mmol/L

dGTP，0.65mmol/L dTTP，0.35mmol/L dig-dUTP，pH6.5。

（9）NBT：浓度为 75mg/ml，溶于 70% DMSO 中。

（10）X-磷酸盐（5-溴-4-氯-3-吲哚基磷酸盐）：浓度为 50mg/ml，溶于 DMSO 中。

（11）抗地高辛的碱性磷酸酶结合物：从羊中获取的抗异羟基洋地黄毒苷配基 Fab 段，结合碱性磷酸酶 750 U/ml。

（12）杂交液：5×SSC，0.1 %封阻试剂，0.02 % SDS。

（13）缓冲液Ⅰ：100 mmol/L Tris-Cl、150mmol/L NaCl、pH7.5。

（14）缓冲液Ⅱ：将 0.5%封阻试剂溶于缓冲液Ⅰ。

（15）显色溶液：在 10ml 缓冲液（100mmol/L Tris-Cl、100mmol/L NaCl，pH 9.5）中，加入 45μl NBT 溶液和 35μl X-磷酸盐溶液。

（16）TE 缓冲液：10mmol/L Tris-HCl，1mmol/L EDTA，pH8.0。

（17）其他试剂：PBS、苯酚、TE 缓冲液、蛋白酶 K、氯仿、异戊醇、95% 乙醇、75%乙醇、醋酸钠、琼脂糖、限制性核酸内切酶 *Not*Ⅰ、六聚核苷酸混合物、DNA 聚合酶Ⅰ和封阻试剂等。

（周敬伟　陆　梁）

实验二十六　Northern Blot 技术检测大鼠 HIF-1αmRNA 表达

【实验目的】

学会利用 Northern Blot 技术检测基因 hif-1α mRNA 表达。

【实验原理】

低氧诱导因子-1α（hypoxia- inducible factor-1α，HIF-1α）是细胞内感受氧浓度并调节细胞对缺氧产生适应性反应的一种重要的转录因子。细胞内氧浓度对 HIF-1α 表达调控发生在蛋白、mRNA、核定位及转录激活等不同水平，进而影响其生理活性。研究显示，HIF-1α 参与脑缺血再灌注对神经元损伤的保护作用。

目前 RNA 提取主要采用 Trizol 法，其主要成分是异硫氰酸胍和苯酚。RNA 提取原理是：异硫氰酸胍可抑制内源和外源 RNase；苯酚是蛋白质变性剂，可使其变性除去；在酸性条件下，使 RNA 与 DNA 分离，而酸性苯酚也可促使 RNA 进入水相。当加入氯仿离心后，DNA 和蛋白质进入有机层而 RNA 留在水相层，最后吸取水相用异丙醇沉淀即可获得总 RNA。

Northern Blot 是一种将 RNA 从琼脂糖凝胶转移到固相支持物上的技术，主要用于检测基因的 mRNA 表达水平。Northern Blot 基本步骤：mRNA 提取、变性电泳、印迹转移、预杂交、杂交（变性探针）、洗膜、显色。

探针可以是 DNA，也可以是 RNA，但 DNA 比较稳定，且 DNA-DNA 杂交比 RNA-DNA 杂交强。本实验选用随机引物介导法合成 DNA 探针，并用地高辛标记，利用 NBT 化学发光法检测低氧诱导因子 HIF-1αmRNA 的表达水平。

本实验拟利用 Northern Blot 技术检测假手术组、局灶性脑缺血再灌注组和缺血预处理+局灶性脑缺血再灌注组 SD 大鼠海马 CA1 区 HIF-1αmRNA 的表达水平，以探讨 hif-1α 基因表达变化有没有参与缺血预处理对神经元的保护作用。

【实验操作】

1. 总 RNA 提取

（1）组织样品均质化：将海马 CA1 区组织快速放入玻璃匀浆器中，加 1ml TRIZOL 并快速匀浆。

（2）将匀浆液转移到 1.5ml 无 RNase 的 Eppendorf 管中，室温下静置 5min。加入 200μl 氯仿，立即剧烈颠倒混匀，室温下静置 2～3min。

（3）离心（4℃12 000g，15min），取上层水相放到新的 1.5ml 无 RNase 的 Eppendorf 管中，加入等体积异丙醇，颠倒混匀，室温下静置 10min。

（4）离心（4℃12 000g，10min）。弃上清液，沿壁加入 1ml 75%乙醇，轻轻混匀，离心（4℃，12 000g，5min）。

（5）弃上清液，高速离心 1min，用移液器吸取残留乙醇，在超净台吹 3～5min。加入 30～50μl DEPC 水，室温下放置 15～30min 至完全溶解，–20℃保存备用。

2. RNA 浓度和纯度检测　取适量 RNA 样品，以 DEPC 水作为空白对照，

用紫外分光光度计测定 A_{260} 值和 A_{280} 值，并计算其浓度和 A_{260} 值/A_{280} 比值。

3. RNA 电泳（甲醛变性胶电泳）

（1）琼脂糖加入 1×甲醛凝胶电泳缓冲液，终浓度为 1%。微波加热使琼脂糖完全溶解，室温冷却至 50~60℃。

（2）将 37%甲醛溶液（12.33mol/L）加入凝胶液，至终浓度 0.32mol/L，然后灌注电泳胶。在无 RNase 的 Eppendorf 管中，将 RNA（10~30μg）与等体积的加样缓冲液混匀，总体积约为加样孔体积的 80%。

注意：电泳槽必须用去污剂处理，去离子水清洗，乙醇干燥，然后用 3%过氧化氢处理 10min，最后用 DEPC 水彻底清洗，保证其无 RNase。

（3）RNA 置于沸水浴 2~4min，冰上冷却 2min，使 RNA 变性，离心（12 000g，5s）。每管加入 1mg/ml 溴化乙锭 1.0μl，RNA 加入加样孔中。凝胶置于 1×甲醛凝胶电泳缓冲液，以 5V/cm 的电压在室温下电泳，直至溴酚蓝移动 9cm。

（4）电泳结束后，凝胶成像系统拍照。在凝胶左上角切角（加样孔端为上）。

注意：凝胶用 DEPC 水漂洗以除去甲醛。

4. Northern Blot（虹吸印迹法）

（1）将一塑料或玻璃平台放入搪瓷盆，此平台要求比凝胶稍大。倒入 20×SSC 溶液，使液面略低于平台表面，将一张滤纸放在平台上，两端要完全浸没在溶液中。当滤纸完全湿润，用一玻璃棒将滤纸推平，并赶出滤纸和平台之间的气泡。

（2）剪一张比凝胶稍大的硝酸纤维素膜，剪去滤膜的一角。

（3）将滤膜漂浮在 DEPC 水中，使其从下向上完全湿润，然后用 20×SSC 溶液浸泡至少 5min，如果滤膜不能被完全浸湿则不能用。

（4）将凝胶上下颠倒后，置于平台中央，滤纸和凝胶中间不能有气泡。将凝胶的四周用塑料薄膜围绕，但不能覆盖凝胶，防止液流短路，这种短路会引起 RNA 转移效率的降低。

（5）将湿润的滤膜放在凝胶上，膜的一端与凝胶的加样孔对齐，使两者的切角相重叠。排除两者之间的气泡。

注意：滤膜一旦与凝胶接触就不可再移动，因为从接触的那一刻起 RNA 已开始转移。

（6）将两张预先被 20×SSC 溶液湿润过的与滤膜大小一样的滤纸覆盖到滤膜上，排除两者间的气泡。剪一叠（5~8cm）略小于滤纸的吸水纸，将其置于滤纸上，在吸水纸上放一玻璃板，其上压一约 500g 的重物。

（7）RNA 转移过夜（6.5cm×10cm 凝胶约需要 600ml 20×SSC 溶液，14cm×14cm 或 14cm×17cm 凝胶约需要 800ml 20×SSC 溶液）。弃吸水纸和滤纸，翻转凝胶和滤膜，使凝胶在上，置于一张干滤纸上，用软铅笔或圆珠笔标记凝胶加样孔的位置。

（8）滤膜剥离凝胶。滤膜置于 6×SSC 溶液中室温浸泡 5min，除去黏在滤膜上的凝胶碎片。

（9）将滤膜用滤纸吸干。然后置于两张干燥的滤纸之间，真空下 80℃烘烤 2h，滤膜可用于杂交或保存在真空干燥器中。

5. 杂交 杂交方法可参照实验二十五。

【实验结果】

观察并分析硝酸纤维素膜的显示结果，拍照并保存。

【分析讨论】

1. 分析 HIF-1α（mRNA 水平）有没有参与缺血预处理对神经元的保护作用？下一步有什么研究设想？

2. 简述 Northern Blot 与 Southern Blot 的不同之处。

【实验用品】

1. 样品 SD 大鼠海马 CA1 区组织，HIF-1α 重组质粒。

注意：实验设置假手术组、局灶性脑缺血再灌注组和缺血预处理+局灶性脑缺血再灌注组（缺血预处理组在缺血前 24h 给予 10min 的预缺血，局灶性脑缺血的时间是 90min），于缺血再灌注不同时间点取各组海马 CA1 区组织。

2. 器材 高速冷冻离心机、涡旋器、紫外分光光度计、琼脂糖凝胶电泳装置、凝胶成像系统、真空泵、真空烤箱、水浴锅、微波炉、台式摇床、硝酸纤维素膜。

3. 试剂

（1）5×甲醛凝胶电泳缓冲液

无菌去离子水	490ml
3-（N-吗啉代）丙磺酸（MOPS）	20.9g
醋酸钠	3.4g
0.5 mol/L EDTA 溶液	10ml

（2）加样缓冲液

甲酰胺	0.75ml
5×甲醛凝胶电泳缓冲液	0.30ml
甲醛	0.24ml
甘油	0.15ml
1.2%溴酚蓝	0.05ml

（3）20×SSC 溶液：3mol/L NaCl 溶液、0.3mol/L 二水柠檬酸钠溶液。

在 800ml 去离子水中溶解 175.3g NaCl 和 88.2g 二水柠檬酸钠，用 1mol/L NaOH 溶液调 pH 至 7.0，再加去离子水至 1000ml，高压灭菌，室温下储存。

（4）其他试剂：6×SSC 溶液、Trizol 试剂、琼脂糖、甲醛、甲酰胺、DEPC 水、氯仿、异丙醇、75%乙醇、EB 等。

（周敬伟　陆　梁）

实验二十七　Myc-PSD-95-PDZ1 融合蛋白在 HEK293 细胞中的表达

【实验目的】

应用免疫印迹（immunoblotting）技术检测 Myc-PSD-95-PDZ1 融合蛋白的表达。

【实验原理】

PSD-95 是突触后致密区（postsynaptic density，PSD）的一种脚手架蛋白，其结构包括氨基末端、3 个 PDZ 结构域（PDZ1、PDZ2、PDZ3）、一个 SH3 结构域和一个 GK 结构域，其中 PDZ 结构域可以与谷氨酸受体等含有 PDZ 结合结构域蛋白质相互作用，介导蛋白质在膜上的聚集定位及细胞信号转导，调节兴奋性突触的形成、功能和可塑性。因此探究 PDZ 蛋白及其相互作用蛋白在信号转导和突触可塑性中的作用有着重要意义。为便于检测目的蛋白在靶细胞中的表达等，可利用 DNA 体外重组技术，将标签蛋白与目的蛋白一起融合表达。Myc 作为一种标签蛋白，已成功应用于免疫印迹、免疫沉淀等技术。本实验应用 anti-Myc 抗体检测融合蛋白 Myc-PSD-95-PDZ1 在 HEK293 细胞中的表达。

免疫印迹是一种免疫生化技术，根据抗原、抗体的特异性结合检测混合蛋白样品中某种蛋白的方法，又称为蛋白质印迹（western blotting）。免疫印迹一般用于鉴定某种蛋白，并对蛋白进行定性和半定量分析，其基本步骤可分为 SDS-PAGE 分离蛋白质、抗原印迹和抗原检定三个步骤。

免疫印迹的具体过程是将 SDS-PAGE 分离的蛋白质转移到固相载体上，如硝酸纤维素薄膜或聚偏二氟乙烯薄膜（polyvinylidene fluoride，PVDF），固相载体以非共价键形式吸附蛋白质，且能保持电泳分离的蛋白质或多肽及其生物学活性不变。以固相载体上的蛋白质或多肽作为抗原，与对应的特异性抗体起免疫反应，再与酶或同位素标记的二抗起反应，如碱性磷酸酶（AP）或辣根过氧化物酶（HRP）标记，经过底物显色或放射自显影以检测电泳分离的特异性目的基因表达的蛋白成分（图 3-27-1，已知蛋白，用相应抗体；未知蛋白，通过融合标签蛋白抗体）。常用显色方法包括 NBT/BCIP 显色法和增强化学发光法（ECL）。其中 NBT/BCIP 显色法原理为 NBT/BCIP 是碱性磷酸酶最佳的底物组合之一，在碱性磷酸酶的催化下，BCIP 会被水解产生强反应性的产物，该产物会和 NBT 发生反应，形成不溶性的深蓝色至蓝紫色的 NBT-formazan。本实验使用 NBT/BCIP 试剂盒显色。

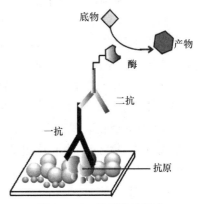

图 3-27-1　抗原抗体结合

【实验操作】

1. 蛋白样品的准备

（1）蛋白质样品获得：将 Myc-PSD-95-PDZ1 质粒转染至 HEK293 细胞后培养 24h，加匀浆缓冲液收取细胞，超声破碎，4℃离心（12 000g，10min）。取上清液作为样品。

（2）蛋白样品浓度测定：改良 Lowry 法测定蛋白浓度。

（3）取等量蛋白样品（20μg），加入适量 5×SDS 上样缓冲液（5×loading buffer），混匀后于 100℃水浴中煮 3～5min，冷却至室温后备用。

2. 凝胶制备（详见实验八）

（1）安装垂直玻璃板，并置于灌胶架上。

（2）按表 3-27-1 配制分离胶（10%）和浓缩胶（4%）。

表 3-27-1　凝胶制备

溶液名称	分离胶（10%）	浓缩胶（4%）
去离子水	4.0	2.84
Tris-HCl（0.5mmol/L，pH6.8）	□	0.5
Tris-HCl（1.5mmol/L，pH8.8）	2.5	□
Arc-Bis（30%）	3.3	0.53
SDS（10%）	0.1	0.04
*AP（10%）	0.1	0.04
*TEMED	0.004	0.004
总体积	10ml	4ml

*为临灌胶之前加入。以上各溶液加入后，轻轻摇动混匀

（3）将配制好的分离胶溶液移入玻璃板模具中（注意：不要产生气泡；加入后检查是否漏胶），将胶液加到距小玻璃板顶端约 1cm 处，然后加入 1～2ml 的去离子水封住凝胶（使胶面在凝聚后保持平整；阻止空气中的氧对凝胶聚合的抑制作用），室温下静置 30min。

（4）分离胶凝聚后可见明显凝胶界线，弃去水层，再加入浓缩胶至玻璃板顶部，插入梳子，室温下静置 30min，等待浓缩胶聚合。

（5）将凝胶装置取下装入电泳槽，在电泳槽内、外室倒入新鲜配制的 Tris-甘氨酸电泳缓冲液，小心拔出梳子，在凝胶顶部形成数个相互隔开的凹槽——样品槽，即上样孔，用缓冲液冲洗上样孔。

3. 电泳　将处理好的等量蛋白样品（20μg）加入上样孔中，预染蛋白质 Marker 上样 5μl。

检查电极连接无误后，接通电源，80V 压缩浓集样品，待样品压至浓缩胶和分离胶界线后，电压调至 120V，蛋白样品进入分离胶。

4. 电转移（半干式电转移）

（1）电泳结束后，取出凝胶，根据蛋白质分子量将其裁剪至适当大小，放在电转液中平衡数分钟。

（2）膜处理：预先裁好与胶条同样大小的半干转滤纸和 NC 膜或 PVDF 膜（PVDF 膜需甲醇浸泡数秒激活），浸入转膜缓冲液中浸泡充分。

（3）转膜：转膜装置（图 3-27-2）从下至上依次按阳极（正极）碳板、半干转滤纸、NC 膜、凝胶、半干转滤纸、阴极（负极）碳板的顺序放好，滤纸、凝胶、NC 膜对齐，每一步均用玻璃棒轻轻赶压去除气泡。接通电源，恒流 2.5mA/cm^2，转移 40min。转移结束后，断开电源将膜取出进行后面的免疫反应。

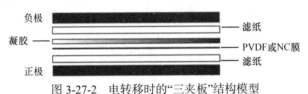

图 3-27-2　电转移时的"三夹板"结构模型

5. 抗原检测

（1）封闭：加入封闭液（5%脱脂奶粉），室温下平稳摇动 3h。

（2）一抗孵育：弃去封闭液，加入一抗（用 1%BSA 稀释的 anti-Myc 抗体），室温下平稳摇动 1h；或 4℃，4h 或过夜。

（3）二抗孵育：弃去一抗，用 TBST 洗膜，5min×5 次，换上相应的 AP 连接的二抗（用 1%BSA 稀释），室温下平稳摇动 1h。

（4）显色：弃去二抗，用 TBST 洗膜，5min×5 次，加上 NBT/BCIP 底物显色液，显色至出现条带时放入 ddH$_2$O 中终止反应。

注意：①一抗、二抗的稀释度、作用时间和温度对不同的蛋白要经过预实验确定最佳条件；②显色液必须新鲜配制使用。

【实验结果】

给出实验结果，并标出目的蛋白分子量。

【分析讨论】

1. 检测目的蛋白/基因的表达还有哪些方法？

2. 利用 Myc-PSD-95-PDZ1 融合质粒还可以做哪些研究？

3. 不同分子量蛋白在蛋白质印迹过程中如何取得较好的转印效果？

4. 在抗原封闭过程中，还可以选择哪些封闭液？

【实验用品】

1. 样品　转染 Myc-PSD-95-PDZ1 质粒的 HEK293 细胞样品。

2. 器材　Bio-Rad 电泳设备及半干转设备等。

3. 试剂

（1）SDS 溶液（10%，*W/V*）：称取 SDS 2g，加去离子水 20ml，微热使之溶解。

（2）凝胶储备液（30%）：称取丙烯酰胺 29.2g，溶于适量去离子水，加入甲叉双丙烯酰胺 0.8g，溶解后定容至 100ml，过滤后低温保存。

（3）Tris-HCl（1.5mol/L，pH8.8）：称取 Tris 18.17g，加去离子水溶解，盐酸调 pH 至 8.8，定容至 100ml。

（4）Tris-HCl（0.5mol/L，pH6.8）：称取 Tris 6.05g，加去离子水溶解，盐酸调 pH 至 6.8，定容至 100ml。

（5）过硫酸铵溶液（10%）：称取过硫酸铵（NH_4）$_2S_2O_8$ 0.1g，溶于 1ml 去离子水，临用前配制。

（6）TEMED 溶液：避光，低温保存。

（7）电泳缓冲液（pH8.3～8.8）：称取 Tris 3.02g，甘氨酸 18.8g，SDS1g，加去离子水溶解后，定容至 1000ml。

（8）电转缓冲液（pH8.3～8.8）：称取 Tris 3.02g，甘氨酸 14.4g，加去离子水溶解后定容至 800ml，加入甲醇 200ml。

（9）5×蛋白样品处理液：250mmol/LTris-HCl（pH6.8），10%（*W/V*）SDS，0.5%（*W/V*）溴酚蓝，50%（*V/V*）甘油，5%（*W/V*）β-巯基乙醇。

（10）Tris 盐缓冲液（TBS）-Tween-20（TBST）（pH7.5）：称取 Tris1.21g，NaCl 5.84g，加适量去离子水溶解，调节 pH 至 7.5，加入 1ml Tween-20，溶解后定容至 1000 ml。

（11）封闭液（5%脱脂奶粉）：称取 5g 脱脂奶粉溶于 100ml 的 TBST。

（12）一抗及二抗工作液：以封闭液稀释至所示滴度。

（13）AP 底物缓冲液（pH9.0）：称取 Tris 1.21g，NaCl 0.88g，加适量去离子水溶解，加入 $MgCl_2$（100mmol/L）1ml，调节 pH 至 9.0，定容至 100ml。

（14）AP 显色液：显色前，于 10ml AP 底物缓冲液中先后加入 66μl NBT 和 33μl BCIP，混匀。

（颜景芝　关秋华）

实验二十八　利用定点突变技术构建活化型 n-Src 的重组质粒

【实验目的】

1. 利用 PCR 介导的突变技术对 n-Src 的 535 位酪氨酸（Y535）进行定点突变。

2. 为探讨 Src Y535 磷酸化与其结构功能的关系打下基础

【实验原理】

Src 是一种膜结合的非受体酪氨酸蛋白激酶，在神经发育、突触传递等神经活动中发挥重要调控作用，n-Src 是 Src 的一种剪接异构体，在静息状态下，n-Src Y535 发生磷酸化后与自身 SH2 结构域结合，使 n-Src 头尾卷曲将其自身磷酸化位点包埋其中而处于抑制状态。如果将 Y535 定点突变为其他氨基酸，Y535 不能被磷酸化，n-Src 将处于永久活化状态。

体外定点突变技术是当前生物、医学各领域研究中的一种重要实验手段，包括寡核苷酸介导的定点突变、PCR 介导的定点突变、盒式突变、区域特异性突变和 DNA 接头分区突变等。PCR 介导的定点突变是目前常用的方法。它又包括重叠区扩增基因拼接法、巨型引物法、一步反向 PCR 法等，其中实用性比较强的是重叠区扩增基因拼接法和巨型引物法。

巨型引物法包括两轮 PCR：①第一轮 PCR 利用诱变引物（M）和较近引物（R1），以野生型 DNA 为模板，扩增出双链大引物；②第二轮 PCR 的第一循环中，纯化大引物以野生型 DNA 为模板，引导链延伸，然后以较近引物（R1）和较远引物（F1）进一步扩增出目的突变基因（图 3-28-1）。

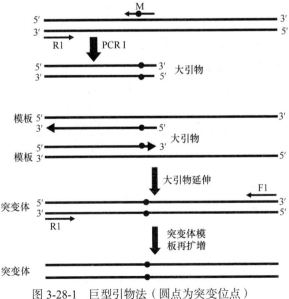

图 3-28-1　巨型引物法（圆点为突变位点）

本实验拟利用 PCR 介导的定点突变技术构建活化型 n-Src 载体，为进一步阐明 n-Src 在神经元功能调控中的作用奠定了基础。n-Src 突变位点位于其 C 端（535 位酪氨酸突变为苯丙氨酸），因此只需将反向引物设计长一点（包含突变位点），一次 PCR 即可完成对其的定点突变。

【实验操作】

实验操作流程见图 3-28-2。

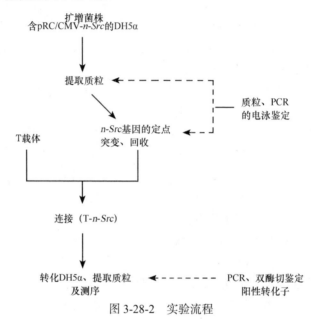

图 3-28-2　实验流程

1. 引物设计　基因 n-Src cDNA 序列可通过 NCBI 查找，定点突变引物和鉴定引物由 Primer Premier5 软件设计并送上海生工合成。

注意：定点突变引物 5'加上合适的酶切位点。

2. PCR 扩增目的 DNA 片段

（1）PCR 扩增：PCR 反应体系（冰上操作）见表 3-28-1。

表 3-28-1　PCR 反应体系

试剂	体积（μl）
10×Buffer	5
2.5mmol/L dNTP	5
10μmol/L 引物	2
pRC/CMV-n-Src 质粒	0.5～1
Taq DNA 聚合酶	1
Milli-Q 水	至 50

PCR 反应条件：95℃预变性 5min，95℃变性 30s，50～60℃退火 30s，72℃延伸 2min，30 个循环，72℃再延伸 10min。

（2）琼脂糖凝胶电泳检测（参照实验十一）。

（3）PCR 产物胶回收：按照生工 SanPrep 柱式 DNA 胶回收试剂盒，操作方法如下。

1）从琼脂糖凝胶中切取含有目的片段的凝胶，称重。加入胶块重量 3～6 倍的 Buffer B2，55℃水浴 5～10min 至凝胶完全溶解。

2）将溶胶液转移到吸附柱中，室温下离心（8000g，30s）。倒掉收集管中的液体，吸附柱中加 500µl Wash Solution×2，室温下离心（9000g，30s）。

3）倒掉收集管中的液体，空柱室温下离心（9000g，1min）。

4）将吸附柱放入新的 1.5ml Eppendorf 管，室温下放置 3～5min，使乙醇挥发完，将 20～40µl Elusion Buffer 点在吸附膜的中央，室温下放置 2min。

5）室温离心（12 000g，2min），将收集产物置于–20℃室温下保存备用。

3. 紫外分光光度计测定目的 DNA 浓度。

4. T4 连接反应体系　见表 3-28-2。

表 3-28-2　T4 连接反应体系

试剂	体积
10×Ligase Buffer	1µl
T 载体	50 ng
目的 DNA	X
T4 连接酶	1µl
去离子水	至 10µl

注：4℃连接过夜

注意：线性载体和目的 DNA 的摩尔比一般是 1:（3～7）。

5. 大肠杆菌 DH5α 感受态转化

（1）将–80℃保存的 100µl 大肠杆菌感受态细胞 DH5α 放在冰上 20～30min 至完全融化。加入 3～6µl 连接产物，混匀，冰上放置 30min。于 42℃水浴锅中热击 90s。

（2）立即放置在冰上，2min 后加入 800µl LB 培养液。于 37℃，160r/min 培养 1h。

（3）将培养液均匀涂布在含有相应抗生素的 LB 固体培养基上，晾干后用封口膜封口，于 37℃倒置培养 10～16h。

6. 菌落 PCR 鉴定阳性转化子

（1）PCR 反应液（冰上操作）见表 3-28-3。

表 3-28-3 PCR 反应液

试剂	体积（μl）
10×缓冲液	10
2.5mmol/L dNTP	10
10μmol/L 引物 1	4
10μmol/L 引物 2	4
Taq DNA 聚合酶	2
Milli-Q 水	至 100

分装到八个 PCR 管中，每管 10μl。用灭菌过的牙签挑取单菌落，划线后再放入 PCR 反应液中旋转几次。

PCR 反应条件：95℃预变性 5min，95℃变性 30s，50～60℃退火 30s，72℃延伸 1 min，35 个循环，72℃再延伸 10min。

（2）琼脂糖凝胶电泳检测：PCR 产物经电泳后，通过与 DNA Marker 比较，PCR 产物为阳性且大小与目的 DNA 一致的可能是含目的 DNA 阳性转化子。

7. 质粒的提取（同上）、双酶切鉴定及测序 酶切反应体系见表 3-28-4。

表 3-28-4 酶切反应体系

试剂	体积（μl）
10 × 缓冲液	2μl
质粒 DNA	≤1μg
内切酶 1	1μl
内切酶 2	1μl
去离子水	至 20μl

注：37℃放置 2～3 h

注意：对可能包含目的 DNA 阳性转化子的菌落经质粒的提取；双酶切（*Nhe* I 和 *Eco*R I）质粒 DNA；经琼脂糖凝胶电泳检测，酶切后的 DNA 与目的 DNA 大小一致极可能就是目的 DNA，并送测序，检测其是否与预期的序列完全一致。

【实验结果】

1. 目的突变基因的获得。

2. 重组质粒的鉴定 ①菌落 PCR 鉴定；②双酶切鉴定；③测序鉴定。

【分析讨论】

1. 如果突变位点位于基因的中间部位，应如何对基因进行定点突变？

2. 基因突变的方法有还有哪些？简述它们的基本原理及其优缺点。

【实验用品】

1. 样品　pRC/CMV-*n-Src*（小鼠）质粒。

2. 器材　普通离心机、涡旋器、PCR 仪、琼脂糖凝胶电泳系统、凝胶成像系统，752 紫外分光光度计、超净台、水浴锅、培养箱、摇床。

3. 试剂

（1）*Taq* DNA 聚合酶及其相关试剂。

（2）限制性内切酶。

（3）DNA 胶回收试剂盒和质粒小提试剂盒购于上海生工。

（4）T4 DNA 连接酶及其相关试剂。

（5）感受态细胞 DH5α 和 T 载体。

（6）其他试剂：LB 培养基、卡那霉素、琼脂糖、DNA Marker、核酸染料和 TBE 电泳缓冲液等。

（周敬伟　陆　梁）

实验二十九　环磷酰胺对小鼠骨髓嗜多染红细胞的毒性作用

【实验目的】

1. 观察环磷酰胺对骨髓嗜多染红细胞染色体的损伤作用。

2. 采用微核试验检测染色体的损伤。

【实验原理】

环磷酰胺（cyclophosphamide）中文名 P-[N，N-双（beta-氯乙基）]-1-氧-3-氮-2-磷杂环己烷-P-氧化物，在临床上为广谱的抗肿瘤药物和免疫抑制剂。环磷酰胺最常见的副作用是骨髓抑制，作为双功能烷化剂及细胞周期非特异性抑制剂，与细胞中的 DNA 发生共价结合，导致染色体损伤。本实验以骨髓嗜多染红细胞微核的形成为检测指标，观察环磷酰胺对骨髓嗜多染红细胞染色体的损伤作用。

微核主要是由外界损害因素（生物、物理、化学）作用致使细胞染色体丢失或断裂，在有丝分裂后期丧失着丝粒的染色体断片或染色体因纺锤体受损而在分裂过程中行动滞后，分裂末期不能进入主核，形成了主核之外的核块，而在细胞质中形成 1 个或数个独立于主核、比主核小的次核，故称为微核。因此，微核试验（micronucleus test，MNT）是反映染色体损伤的一种简易、快速的检测方法，它主要是通过微核率的变化来反映化学物质的遗传毒性，因此微核率是检测细胞遗传毒性损伤的一种重要指标。

骨髓嗜多染红细胞（polychromatic erythrocyte，PCE）是未成熟红细胞发展为成熟红细胞的一个阶段，此时红细胞的主核已被排出。PCE 微核自发率低，如果染色体损伤，会有微核留在细胞质中。骨髓 PCE 胞质内因含有核糖体，吉姆萨（Giemsa）染色后呈灰蓝色；微核多呈圆形，边缘光滑整齐，直径相当于细胞直径的 1/20～1/5，呈紫红色或蓝紫色。成熟红细胞的核糖体已消失，被染成淡橘红色，也称为正染红细胞（normochromatic erythrocyte，NCE）。

【实验操作】

1. 动物选择　昆明小鼠（Kunming mice，KM 小鼠），体重 18～20g，7～12 周龄，分四组，每组 6 只，雌雄各半。

2. 分组　设正常对照组、溶剂对照组（生理盐水）、环磷酰胺低剂量组（40mg/kg）和高剂量组（80mg/kg），生理盐水、环磷酰胺均一次性腹腔注射。溶剂对照组、环磷酰胺低剂量组和高剂量组均于给药后 24h 后取样（以上操作课前进行）。

3. 骨髓液的制备及涂片　小鼠处死后取胸骨，擦净血污，剔去肌肉，剪去骨骺，将骨髓挤于清洁载玻片上一端预先滴好的 1 滴小牛血清中，另取一块边缘整齐的载玻片，在血清上轻轻按压，使骨髓与血清完全混匀，然后以 45°～50° 角快速推片，推片后在空气中晾干。

4. 固定 将推好晾干的骨髓片用甲醇溶液固定 15min，晾干。

5. 染色 将固定晾干后的涂片用新鲜配制的 Giemsa 应用液染色 10～15 min，然后用缓冲液冲洗掉玻片上的染色液，晾干。

6. 观察计数 先在低倍镜下观察，选择细胞分布均匀、染色较好的区域，再在油镜下观察计数微核阳性的 PCE。

【实验结果】

1. 计算微核率 计数 1000 个 PCE 中微核阳性的细胞数，以千分率表示，并分析各组间统计学差异。一个细胞内可出现一个或多个微核，出现多个微核的 PCE 按一个计算。

2. 计算 PCE/NCE 计数 200 个细胞中嗜多染红细胞与正染红细胞的比值（PCE/NCE）。

【分析讨论】

1. 微核实验的关键步骤是什么？

2. 引起染色质损伤导致微核率增加的因素还有哪些？

3. 还有哪些细胞适用于微核试验，有什么意义？

【实验用品】

1. 动物 昆明小鼠，体重 18～20g，7～12 周龄。

2. 器材 光学显微镜、解剖剪、镊子、止血钳、注射器、载玻片、树胶、盖玻片、塑料吸瓶、吸水纸、细胞计数器等

3. 试剂

（1）环磷酰胺：注射用环磷酰胺，每支 0.5g 或 1.0g。

（2）吉姆萨（Giemsa）原染液：将 3.8g Giemsa 染料置于研钵里研细，再加入甲醇至 375ml 和甘油 125ml，混合均匀，置于 37℃恒温箱中保温 48h。保温期间，振摇数次，促使染料的充分溶解，取出过滤，两周后用。

（3）Giemsa 应用液：取 2ml Giemsa 染液与 40ml 0.1mol/L 磷酸盐缓冲液混合而成。临用现配。

（4）0.1mol/L 磷酸盐缓冲液（pH6.8）：将已预先配制好的 71.64g/L 磷酸氢二钠（$Na_2HPO_4 \cdot 12H_2O$）、31.21g/L 磷酸二氢钠（$NaH_2PO_4 \cdot 2H_2PO_4$）分别取 51ml 和 49ml，加入 100ml 蒸馏水并混合均匀。

（5）甲醇溶液（分析纯）。

（6）小牛血清（已灭活）。

（关秋华 蔡绍京）

实验三十　人乳腺癌组织中 *ERBB2* 基因扩增的检测

【实验目的】

1. 采用荧光原位杂交（fluorescence in situ hybridization，FISH）技术检测人乳腺癌组织中 *ERBB2* 基因。

2. 了解乳腺癌患者 *ERBB2* 基因检测的临床意义。

【实验原理】

人表皮生长因子受体 2（human epidermal growth factor receptor 2，HER2）基因 *ERBB2* 是一种原癌基因，又称为 neu 或 *ERBB2*，定位于人染色体 17q12。每个人体内的正常细胞膜表面都有一定量的 *ERBB2* 蛋白，*ERBB2* 蛋白可启动信号传导，调控细胞的生长和分裂。当癌细胞内的 *ERBB2* 基因扩增或过表达时，细胞膜上会产生过多的 *HER2* 蛋白，刺激癌细胞的过度增殖，并增加癌细胞的侵袭性。*ERBB2* 基因扩增或过表达的乳腺癌表现为病情进展迅速、局部复发的危险性高、对常规化疗及内分泌治疗抵抗，生存期较短，预后差。20%～30%乳腺癌患者的肿瘤属于 HER2 阳性。虽然 HER2 阳性乳腺癌患者的病情较为凶险，但抗 HER2 的单克隆抗体曲妥珠单抗（Herceptin）的靶向治疗能够使患者预后水平接近 HER2 阴性患者，提高患者的生存机会，所以乳腺癌患者应尽早进行 HER2 检测，为临床靶向治疗提供依据。

FISH 技术是一种重要的非放射性原位杂交技术。它的基本原理是将荧光素标记的核酸探针（或生物素、地高辛等标记的核酸探针）与标本中的靶核酸序列进行杂交，经洗涤后直接（或通过免疫荧光信号扩增）在荧光显微镜下观察，从而对靶目标中的待测核酸进行定性、定位或定量的研究。FISH 近年来已成为一种成熟的原位杂交技术，它的优点在于敏感性高，稳定性和重复性好。

本实验以确诊为乳腺癌患者的石蜡包埋乳腺癌组织切片为检测对象，用 FISH 技术检测乳腺癌细胞中 *ERBB2* 基因，在组织原位直接显示此基因的扩增情况。

【实验操作】

1. 脱蜡

（1）乳腺癌标本石蜡切片二甲苯脱蜡 3 次，每次 5min。

（2）100%乙醇两次，每次 2min。

（3）移出乙醇，斜置切片，标记末段向下，空气干燥。

2. 蛋白酶处理

（1）切片放入用 2×SSC 配制的含 25mg/ml 蛋白酶 K 溶液的染色缸内，37℃孵育 20min。

（2）在室温下用 2×SSC 漂洗切片 3 次，每次 1min。

（3）依次移入 70%、80%、90%和 100%的-20℃预冷乙醇内，每缸 2min。

3. 变性

（1）每一个立式染色缸配制 40 ml 变性溶液。

（2）78℃水浴槽中平衡预热变性液染色缸。

（3）切片放入，78℃孵育 8min。

（4）依次移入–20℃预冷 70%乙醇的染色缸内 2min，再依次移入 80%、90%和100%的–20℃预冷乙醇内，每缸 2min。

（5）空气干燥。

4. 杂交

（1）复温 GLP *ERBB2*/CSP 17 探针。GLP：Gene Locus-Specific Probe，基因位点特异性探针；CSP：Centromere-Specific Probe，染色体着丝粒特异性探针。

（2）取一个较大的湿盒，放入切片。

（3）滴 10μl 探针在切片的组织上，加盖玻片。

（4）盖上湿盒盖，37℃孵育 12～16 h。

5. 杂交后的水洗

（1）镊子小心去除盖玻片。

（2）43℃预热杂交后水洗溶液 40ml，水洗切片 15min。

（3）2×SSC（37℃）洗两次，每次 10min。

（4）切片放入含 1×PBS 染色缸内待检测，勿使切片干燥。

6. FITC 卵白素孵育

（1）从 1×PBS 中取出切片，除去过多的水分，避免标本干燥。把切片放入湿盒内，同时处理 4 张切片。

（2）每张切片使用 30～60μl FITC 卵白素，加塑料盖膜，室温下孵育 20min。

（3）去掉塑料盖膜，把切片放入含 1×PBS 的染色缸。1×PBS 室温下洗 3 次，每次 2min。

7. 抗-卵白素抗体孵育

（1）从 1×PBS 中取出切片，斜置切片使液体排出。

（2）每张切片滴 30～60μl 抗-卵白素抗体，加塑料盖膜，室温下孵育 20min。

（3）去掉塑料盖膜，把切片放入含 1×PBS 的染色缸。1×PBS 室温下洗 3 次，每次 2min。

8. 细胞核染色

（1）每张切片加 10～20μl DAPI，覆盖盖玻片并在暗处室温下孵育 10～20min。

（2）尽可能快地在荧光显微镜下观察或封闭盒内保存于–20℃冰箱。

【实验结果】

FISH 结果判读： GLP *ERBB2*/CSP 17 探针包括两种 DNA 探针，*ERBB2*

DNA 探针杂交到 17 号染色体长臂近着丝粒端的 *ERBB2* 基因，荧光信号为橘红色（rhodamine）；CSP 17 是对照探针，杂交信号覆盖 17 号染色体整个着丝粒区域，荧光信号为绿色（FITC），而细胞由 DAPI 染成了蓝色。将滴加 DAPI 复染剂的玻片在荧光显微镜下观察：单个细胞细胞核中红色及绿色信号。

结果判定标准：计数 30 个细胞，统计 Ratio 值（Ratio 值=30 个细胞核中红信号总数/30 个细胞核中绿信号总数）。Ratio<1.8 为阴性结果，提示该样本无 *ERBB2* 基因扩增；Ratio>2.2 为阳性结果，提示样本中 *ERBB2* 基因发生扩增（Ratio 在 2.3～4.0 提示低水平扩增，4.1～10 提示中水平扩增，>10 提示高水平扩增）；Ratio 为 1.8～2.2 时，选择增加计数细胞至 100 个，或重做 FISH 试验来判断最终结果。

【分析讨论】

1. 分析 *ERBB2* 基因的扩增在乳腺癌发生发展中的作用及其分子机制。

2. 乳腺癌组织中 *ERBB2* 基因是否扩增的检测还可以采用哪些技术？分析其优缺点。

【实验用品】

1. 标本　乳腺癌石蜡切片标本，GLP *ERBB-2*/CSP 17 探针（CSP 17 为对照探针）。

2. 器材　荧光显微镜、水浴锅、微波炉、染色缸、载玻片、树胶、盖玻片、塑料吸瓶、吸水纸。

3. 试剂

（1）1×PBS：由 10×PBS 溶液稀释 10 倍而成，储存于 4℃。

（2）20×SSC（pH5.3）：氯化钠 88g、柠檬酸钠 44g 加入 400ml 去离子水中，充分溶解，室温下 12 MHCl 调节 pH 至 5.3，用去离子水定溶至 500ml。高压灭菌，于 4℃保存，不要超过 6 个月，若出现混浊或污染应丢弃。

（3）2×SSC，（pH=7.0±0.2）由 20×SSC 溶液稀释而成：20×SSC 4ml 加入 36ml 去离子水中，充分混匀，室温下 10M NaOH 调节 pH 至（7.0±0.2），用去离子水定溶至 40ml，于 4℃保存，不要超过 6 个月，若出现混浊或污染应丢弃。

（4）25mg/ml 蛋白酶 K 溶液：100mg 蛋白酶 K 溶解于 5ml 2×SSC 中。每次新鲜配制。

（5）变性液（70%甲酰胺+2×SSC，pH7.0）：4ml 20×SSC，8ml 蒸馏水，28ml 甲酰胺，充分混匀。每次新鲜配制。

（6）杂交后洗涤液：20×SSC 4ml，蒸馏水 16ml，甲酰胺 20ml。每次新鲜配制。

（关秋华　蔡绍京）

实验三十一　人基因性别的鉴定

【实验目的】

1. 采用 Chelex-100 法提取人毛囊细胞的 DNA。

2. 使用巢式 PCR 法扩增 Y 染色体性别决定区（sex-determining region of Y，SRY）进行人基因性别的鉴定。

3. 了解人生物学性别鉴定的依据、方法及其意义。

【实验原理】

人的性别对个体的心理发展具有重要意义。性别可从六个层面上划分，分别是社会性别、心理性别、生殖器性别、性腺性别、染色体性别和基因性别，其中，后四个为生物学性别。性发育正常的个体，此六个层次是一致的，但性发育异常者，这六个层次则存在不同程度的不一致。在基因层面，一般把 Y 染色体性别决定区（sex-determining region of Y， SRY）作为雄性的性别决定基因，是指 Y 染色体上决定生物雄性性别的基因片段，又称为 SRY 基因。人的 SRY 基因位于 Yp11.3，只含有一个外显子，没有内含子，转录单位长约 1.1kb，编码一个204 氨基酸的蛋白质。

在人的外周血、口腔上皮、精液等样品不易获得的情况下，毛发常容易得到，尤其司法实践中。毛发中的 DNA 主要存在于毛囊内，毛干（髓质）中含量甚微。离皮肤贴近的毛囊比较容易提取出 DNA，也容易进行 PCR 的扩增。本实验采用的巢式 PCR 技术能有效降低毛发中所含色素颗粒的干扰，提高 PCR 的准确性。

巢式 PCR 是用两对 PCR 引物扩增 DNA 片段的改良 PCR 技术。先用第一对引物进行 PCR 扩增，以第二对引物为巢式引物，可结合在第一次 PCR 产物的内部，使第二次 PCR 扩增片段短于第一次扩增的片段。这样，如果第一次扩增产生了错误片段，第二次不能在错误片段基础上进行引物配对，降低错误的概率；另外，第一次扩增产物较少，第二次以第一次产物为模板，能增加产物的量，提高检测灵敏度。

本实验选用毛发作为实验材料用于基因性别的鉴定。对未知样品进行 PCR检测时，设置阳性对照（男性 DNA）、阴性对照（女性 DNA）和空白对照（加Milli-Q 水），以保证检测结果的真实可靠。性别判定的标准是两次或两次以上实验结果均为阳性者是男性，均为阴性者是女性。

【实验操作】

1. 毛囊细胞 DNA 提取　用镊子夹住毛发的根部，剪去毛干部分；将 3 根毛发的根部放入 0.5ml 的 Eppendorf 管中，加 Milli-Q 水洗 1 次；然后加入 30μl Chelex-100（5%）和 2μl 蛋白酶 K（5mg/ml），于 56℃保温 6h；取出后振荡，于

100℃保温 8min；取出冷却至室温，离心（12 000g，5min），取上清液用于 PCR 扩增。

2. SRY 基因扩增

（1）按照表 3-31-1 配制 PCR 体系（总体积 25μl）。

表 3-31-1　PCR 体系

组分	体积（μl）
10×PCR *Taq* 缓冲液	2.50
dNTP（10mmol/L）	1.00
SRY-F1（10μmol/L）	0.50
SRY-R1（10μmol/L）	0.50
Taq DNA 聚合酶	0.25
毛囊提取上清液	2.50
Milli-Q 水	17.75

（2）按照下面程序进行 PCR 操作：94℃，3min；35 个循环（94℃，30s；60℃，30s；72℃，30s）；72℃，8min。

（3）取出上述 PCR 扩增产物，稀释 50 倍，取 2.5μl 为模板，进行第二次 PCR 实验，体系见表 3-31-2（总体积 25μl）。

表 3-31-2　第二次 PCR 体系

组分	体积（μl）
10×PCR *Taq* 缓冲液	2.50
dNTP（10mmol/l）	1.00
SRY-F2（10μmol/l）	0.50
SRY-R2（10μmol/l）	0.50
Taq DNA 聚合酶	0.25
第一次 PCR 产物	2.50
Milli-Q 水	17.75

（4）PCR 扩增程序与第一次扩增程序相同。

3. 扩增产物检测　制备 2%琼脂糖凝胶一块，取出第二次 PCR 扩增产物 7μl，加入 3×上样缓冲液 2μl，混匀上样。80mA 约 30min。紫外灯下观察电泳结果。

【实验结果】

1. 对电泳结果拍照并做相应标记。

2. 根据电泳图谱鉴定受试者的性别。

【分析讨论】

1. 请分析讨论实验结果及其意义。

2. 提取人毛发、口腔上皮和血液中 DNA 的方法有何不同？各有哪些注意事项？

3. 人性别鉴定的方法有哪些？各有何优缺点？

4. 哪些疾病会表现性别的六个层次不一致？举例说明之。

【实验用品】

1. 样品　受试者带毛囊的毛发。

2. 器材　高速冷冻离心机、PCR 仪、电泳仪、电泳槽、凝胶成像系统、涡旋振荡器、Eppendorf 管等。

3. 试剂

（1）PCR 引物见表 3-31-3。

表 3-31-3　PCR 引物

引物名称	序列
SRY-F1	5'-CTAAGTATCAGTGTGAAACGGG-3'
SRY-R1	5'-ATTCTTCGGCAGCATCTTCGC-3'
SRY-F2	5'-ACAGTAAAGGCAACGTCCAGG-3'
SRY-R2	5'-CCTTCCGAGGAGGTCGATAC-3'

（2）其他试剂：Chelex-100（Sigma 公司）、蛋白酶 K、TAE 缓冲液、DNA 上样缓冲液、核酸染料、*Taq* DNA 聚合酶及缓冲液、dNTP。

（宋远见　蔡绍京）

实验三十二　大鼠骨髓间充质干细胞成脂成骨的定向诱导分化

【实验目的】

1. 用诱导剂将大鼠骨髓间充质干细胞定向分化为成骨细胞或脂肪细胞。

2. 使用碱性磷酸酶和油红 O 染色法分别鉴定成骨细胞和脂肪细胞。

【实验原理】

间充质干细胞是一类具有多向分化潜能的成体干细胞，在一定条件下，它能够分化成骨、软骨、脂肪和肌组织等多种组织细胞。根据间充质干细胞的来源，可将其分为骨髓间充质干细胞和脂肪间充质干细胞等。在生理条件下，间充质干细胞的成骨和成脂分化处于动态的平衡中，保持了机体的自稳态。一旦这种动态的平衡被破坏，就会引起脂肪和骨相关的代谢紊乱，进而导致肥胖、糖尿病等。本实验将以骨髓间充质干细胞为例，介绍间充质干细胞的分离培养和成脂成骨定向诱导分化，可为成脂和成骨的动态平衡调控机制研究奠定基础。

骨碱性磷酸酶是成骨细胞重要的表型标志物，可直接反映成骨细胞的活性或功能状况，在临床上主要用于小儿佝偻病早期诊断和亚临床鉴别的特异性参考指标，也是目前用于评价人体骨矿化障碍的最佳指标。在 pH9.4～9.6 条件下，骨细胞内碱性磷酸酶将磷酸萘酚喹水解，产生萘酚，后者与重氮盐发生反应，生成不溶性蓝色沉淀。脂肪主要存积于脂肪组织中，并以油滴状的微粒存在脂肪细胞质内。油红 O 为脂溶性染料，可特异性地将组织内三酰甘油等中性脂肪着色而呈现橘红色。利用染料油红 O 易溶于脂质的性质可检测组织脂质含量的多少，也可评估脂肪细胞的形成能力和水平。

【实验操作】

1. 间充质干细胞的分离、培养和纯化　3～4 周龄 SD 大鼠（150～200g，SPF 级）4 只，脱颈处理后浸泡于 75%乙醇中消毒 15min，在无菌操作台中去除大鼠腿部肌肉，取股骨及胫骨，PBS 清洗 3 次。用剪刀剪除股骨及胫骨的干骺端，暴露骨髓腔，用 2ml 注射器抽取含青霉素链霉素的 DMEM/F12 培养基，对准股骨及胫骨的干骺端，将骨髓腔内的骨髓吹打出，并将其反复吹打成单细胞悬液后室温离心（200g，10min）。去上清重悬细胞，以 $1×10^6$/ml 接种于培养皿中，于 5% CO_2 细胞培养箱内进行培养（37℃，95%湿度）。

培养 48 h 后换液，去除未贴壁的细胞，以后每 2 d 换一次液，直到细胞生长至密度约为 80%。弃去旧培养基，用 PBS 清洗 1 次。加入 0.25%胰酶（含 0.01%EDTA）室温下进行消化，待细胞渐由梭形变为圆形，用血清终止。用吸管轻轻将细胞从培养皿上吹下，并收集细胞悬液于离心管内室温下离心（200g，6min），弃上清液。轻轻将细胞沉淀弹松，加入适量培养基重悬细胞，并按 1∶3 比例传代接种于新的培养皿内。

2. 间充质干细胞的鉴定 将大鼠骨髓间充质细胞传至 3 代，取单细胞悬液加入 2ml 圆底离心管中，室温下离心（200g，10min），弃上清液，加 1ml 预冷的 PBS 离心洗涤，弃上清液，BSA 室温下封闭 30min，加入用 PBS 稀释的荧光素标记抗体 200μl。用吸管轻轻吹打混匀，4℃孵育 30min，离心，弃上清液，加入冷 PBS 1ml，离心洗涤 2 次，去除未结合的多余抗体，向细胞中加入冷 PBS 500μl，吹打混匀，置于流式管中，流式细胞仪进行表型鉴定，CD29、CD90 和 CD44 阳性，且 CD34 和 CD45 阴性的细胞为间充质干细胞。

3. 成骨诱导分化及鉴定 取第 3 代的间充质干细胞以 $2 \times 10^4/cm^2$ 的密度接种于培养皿，观察细胞达 70%～80%汇合后，更换成骨诱导培养液继续培养，每隔 2d 半量换液一次。分别于诱导后 6d 和 12d 时，用碱性磷酸酶染色鉴定钙化情况和矿化基质的产生。

4. 成脂诱导分化及鉴定 取第 3 代的间充质干细胞以 $2 \times 10^4/cm^2$ 的密度接种于培养皿，12h 后将培养基改为脂肪诱导培养基，每隔 2d 半量换液一次。倒置显微镜下观察脂肪滴的形成。于诱导后 8d 用油红 O 染色鉴定脂滴的生成情况。

5. 碱性磷酸酶染色 取第3代间充质干细胞，根据碱性磷酸酶染色试剂盒操作指导，用重氮盐法染色，阳性反应为胞质内有蓝紫色颗粒或颗粒状状沉淀。

6. 油红 O 染色 ①分化诱导后的细胞培养皿 PBS 冲洗 2 次后，用甲醛固定 10min；②蒸馏水冲洗，每孔加适量油红 O 染液，室温下染色 1h；③蒸馏水多次冲洗；④甘油封片，显微镜下观察。

【实验结果】

1. 显微镜下观察成骨和成脂诱导后碱性磷酸酶和油红 O 染色的细胞，计算成骨诱导效率和成脂诱导效率。20 倍物镜下，在 5 个不同的视野下摄片，分别统计 100 个细胞中整个胞质都被染成鲜艳的蓝紫色颗粒或橘红色脂滴的百分比。

2. 选取典型的成骨和成脂诱导后染色的区域，各摄取一张图片，将图片打印贴于实验报告上，并做好图注。

【分析讨论】

1. 骨细胞和脂肪细胞的结构特征是什么？

2. 除上述染色特性外，还有哪些鉴别的方法和手段？

3. 简述干细胞的分化潜能及其临床应用前景。

【实验用品】

1. 材料 3～4 周龄 SD 大鼠（150～200g，SPF 级），徐州医科大学动物中心提供。

2. 器材 超净工作台，CO_2 细胞培养箱，倒置荧光显微镜及照相系统，台式离心机，流式细胞仪，恒温水浴箱，电子天平、微量移液器。

3. 试剂

（1）成骨诱导培养液：高糖 DMEM 培养基中加入 10% FBS、10nmol/L 地塞米松、50 mmol/L 维生素 C 和 10mmol/L β-甘油磷酸钠。

（2）脂肪诱导培养液：高糖 DMEM 培养基中加入 10% FBS、1mmol/L 地塞米松、10μmol/L 胰岛素、0.2mmol/L 吲哚美辛和 0.5 mmol/L 3-异丁基-1-甲基黄嘌呤（3-isobutyl-1-methylxanthine，IBMX）。

（3）碱性磷酸酶染色试剂盒。

（4）其他试剂：油红 O，异丙醇，其他试剂未加特殊说明为国产分析纯。

（魏建锋　侯筱宇）

第四篇 探究性实验

例1 脑缺血再灌注格尔德霉素神经保护作用的机制研究

【立项依据】

缺血性脑血管病指脑血管狭窄或闭塞，导致脑血流阻断而使脑组织发生缺血缺氧甚至坏死，致使脑功能障碍及相关症状。缺血性脑血管病发病率、复发率、致死率、致残率高。目前，临床治疗缺血性脑血管病主要策略是使用溶栓类药物（如特异性纤溶酶原激活剂）清除栓塞，但再灌注过程加重神经细胞的损伤，目前缺乏有效的神经保护药物。因此，积极开展脑缺血再灌注神经元损伤的分子机制研究，寻找潜在的药物靶点，具有重要的社会意义。

格尔德霉素（geldanamycin，GA）是分子伴侣热休克蛋白90（heat shock protein 90，Hsp90）的特异性抑制剂，具有抗肿瘤、抗病毒及免疫调节等多种生物活性[1]。研究发现，GA对脑缺血再灌注后海马CA1区锥体神经元有显著的保护作用，但其分子机制尚不清楚。

Hsp90在细胞中有很多伴侣蛋白，其中包括死亡相关蛋白激酶（death-associated protein kinase，DAPK）[1]。研究表明，DAPK在脑缺血再灌注中被激活，介导了神经元的死亡[2]，因此被认为是治疗缺血性脑血管病可能的药物作用靶点之一。DAPK在细胞内有较稳定的表达，Hsp90与DAPK相互作用发挥稳定DAPK的功能[3]。本项目拟初步观察脑缺血后Hsp90-DAPK相互作用及DAPK稳定性的变化情况，并探究GA对它们的影响，为进一步阐明GA神经保护作用的机制打下基础。

【技术路线】

技术路线见图4-1-1。

【材料方法】

1. 材料

（1）实验动物：SD 大鼠（220～260g，清洁级），徐州医科大学实验动物中心提供。自由饮食，室温，12h：12h昼夜节律下饲养。

（2）抗体：鼠单克隆抗 DAPK抗体（Sigma-Aldrich，St. Louis，USA）、兔多克隆抗 Actin（Cell Signaling

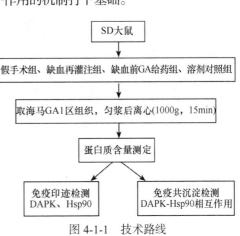

图 4-1-1 技术路线

Biotechnology，Boston，USA）、鼠单克隆抗 Hsp90（Abcam Biotechnology，Cambridge，USA）、HRP 鼠二抗和 HRP 兔二抗（Bioworld Technology，Nanjing，China）。

2. 方法

（1）采用大鼠四动脉结扎模型：大鼠四动脉结扎模型，SD 大鼠以 3%戊巴比妥钠（30mg/kg）腹腔注射麻醉后，分离双侧颈总动脉，电凝椎动脉。手术第 2 天动物于清醒状态下结扎双侧颈总动脉，全脑缺血 15min，再灌注 6h。缺血时保持其直肠温度在 36.5～37.5℃。假手术组不结扎双侧颈总动脉。给药方式如下：GA 以 800μmol/μL 的浓度溶于 20%的 DMSO 中，于缺血前 20min 侧脑室注射给药 10μl。对照组注射相同浓度和相同体积的 DMSO 作为溶剂对照。

（2）样品制备：大鼠缺血 15min 后再灌注 6h，快速分离双侧海马，沿海马裂将 CA1 部分分离出，加匀浆缓冲液，匀浆器高速匀浆，于 4℃离心（1000g，15min），小心移取上清液，置于–80℃冰箱待用。

（3）免疫沉淀：取蛋白样品 100～200μg，加入 5 倍体积的免疫沉淀缓冲液，加入 1～2μg 一抗，4℃旋转混合器上轻轻摇动 4h 以上。再加入 20μl Protein A-Sepharose，4℃轻摇 2h，离心（10000g，2min），弃上清液，沉淀用免疫沉淀缓冲液洗 3 遍，得到免疫沉淀复合物。加 1/3 体积 4×SDS-PAGE 样品处理液，沸水浴 5 min，离心，取上清液，做免疫印迹分析。

（4）蛋白质含量测定见本教材实验六；免疫印迹见本教材实验二十七。

【实验结果】

对免疫印迹结果扫描并做统计，分析 Hsp90、DAPK 蛋白表达水平的变化及 Hsp90-DAPK 相互作用的变化。实验数据以均数±标准差（$\bar{x} \pm s$）表示。

【分析讨论】

试讨论进一步研究 GA 神经保护作用机制的策略和方法。

参 考 文 献

[1] Chiosis G，Caldas L E，Solit D.Heat shock protein-90 inhibitors:a chronicle from geldanamycin to today's agents. Curr Opin in Investig Drugs，2006，7(6):534-541

[2] Tu W，Xu X，Peng L，et al.DAPK1 interaction with NMDA receptor NR2B subunits mediates brain damage in stroke. Cell，2010，140:222-234

[3] Zhang L，Nephew K P，Gallagher P J.Regulation of death-associated protein kinase. Stabilization by HSP90 heterocomplexes. J Biol Chem，2007，282: 11795-11804

（李　冲　侯筱宇）

例2   EZH2 对大鼠骨髓间充质干细胞成脂成骨分化的影响

【立项依据】

干细胞是一类具有自我更新能力的多潜能细胞，在一定条件下，它能够分化成多种谱系来源的细胞类型。根据干细胞所处的发育阶段可将其分为胚胎干细胞和成体干细胞。作为成体干细胞，间充质干细胞（mesenchymal stem cell，MSC）也具有多向分化潜能，能够分化成间充质组织的成熟细胞，如脂肪细胞和成骨细胞[1~2]。在生理条件下，间充质干细胞的成骨和成脂分化处于动态的平衡中，保持了机体的自稳态[3]。脂-骨平衡的失调与几种病理生理过程有关，如衰老、肥胖、骨质减少和骨质疏松症等[4~5]。因此，MSC 分化的调节近年来越来越受到重视。阐明在 MSC 分化过程中脂-骨平衡调控分子机制的研究将为临床相关疾病的治疗提供有意义的线索和参考价值。

多梳蛋白（polycomb group，PcG）能够组装成抑制性复合物（polycomb repressive complex，PRC），引导转录抑制性染色质的组装，在多细胞发育过程中发挥重要作用[5]。根据分子结构和功能，PRC 可以分成两个主要的核心蛋白复合体 PRC1 和 PRC2，在发育过程中它们相互作用，维持了基因的转录抑制状态[6]。PRC2 主要由 EZH2、EED 和 SUZ12 三个核心组件组成，EZH2 是组蛋白甲基转移酶和 PRC2 复合体的催化亚单位，EED 和 SUZ12 的功能研究较少，但这三个核心组分对于 PRC2 的活性来讲缺一不可[7~8]。PRC2 在发育过程中的作用研究多集中在胚胎干细胞的分化，最近有研究表明，PRC2 促进了胚胎干细胞向神经谱系细胞的诱导分化[9]。对 PRC2 在间充质干细胞的分化过程中的作用研究甚少，尤其是在间充质干细胞成脂和成骨分化过程中将发挥怎样的调控作用，机制如何，都值得进一步研究。

本研究拟通过在间充质干细胞中过表达或沉默 PRC2 核心组分 EZH2，利用碱性磷酸酶染色和油红 O 染色技术检测成骨和成脂的分化程度，同时利用免疫印迹技术等分析 Runx2 等成骨标志物和 αP2 等成脂标志物的表达，初步观察 PRC2 核心组分 EZH2 对于间充质干细胞成骨和成脂分化的影响，为 PRC2 在成脂和成骨平衡调控作用机制研究打下基础。

【技术路线】

技术路线见图 4-2-1。

【材料方法】

1. 间充质干细胞的分离、培养和纯化、成骨成脂诱导、质粒的构建和免疫印迹等方法见综合性实验中相关内容。

2. EZH2 的过表达或沉默

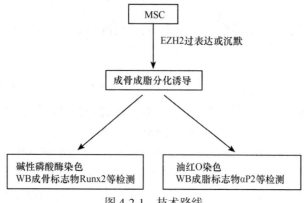

图 4-2-1　技术路线

（1）EZH2 质粒的转化：取第 3 代对数生长期 MSC 进行转化，过程如下。

1）用 Opti-MEM 分别稀释适当体积的待转化 EZH2 质粒和 Lipofectamine 2000（Life 公司）；轻轻混匀后室温下放置 5min；将 Lipofectamine 2000 稀释液缓慢逐滴加入待转染的 EZH2 质粒稀释液中，轻轻混匀（避免剧烈震荡，以防 Lipof ectamine 2000 生成氧化物）；EZH2 质粒和 Lipofectamine 2000 混合液室温下孵育 20min；从培养箱取出待转化细胞，吸出培养液，用 DPBS 液洗 3 遍，吸净洗液后每孔加入 1.5ml Opti-MEM（Life 公司）；将孵育好的 EZH2 质粒-Lipofectamine 2000 复合液缓慢逐滴加入培养皿中，轻摇混匀后放培养箱继续培养；转化 24h 后，去除转染工作液，用 DPBS 洗 3 遍，更换相应培养液继续培养。

2）转化浓度及转化效率的确定：分别用不同浓度 EZH2 质粒阴性对照转染细胞，转染 48h 后弃培养液，用 DPBS 液洗去未转入的 EZH2 质粒-脂质体 2000 复合物，于荧光显微镜下观察不同浓度转化的阳性细胞数，以确定最佳的转化浓度。

（2）EZH2 的 RNA 干涉：EZH2 的 RNA 干涉技术使用根据 EZH2 序列设计的 siRNA（Life 公司），siRNA 的转染方法和效率的确定同 EZH2 质粒的转化。荧光标记的 siRNA 能用来分析 siRNA 稳定性和转染效率。

【实验结果】

观察并分析过表达或沉默 EZH2 对间充质干细胞的成骨和成脂分化的影响。

【分析讨论】

分析 EZH2 调控成脂和成骨分化作用的可能机制。

参考文献

[1] Phinney D G, Prockop D J.Concise review: mesenchymal stem/multipotent stromal cells: the state of transdifferentiation and modes of tissue repair-current views. Stem Cells, 2007, 25:2896-2902

[2] Jiang Y, Jahagirdar B N, Reinhardt R L, et al.Pluripotency of mesenchymal stem cells derived from adult marrow. Nature, 2002, 418:41-49

[3] Chen Q, Shou P, Zheng C, et al.Fate decision of mesenchymal stem cells: adipocytes or osteoblasts? Cell Death Differ, 2016, 23:1128-1139

[4] Chamberlain G，Fox J，Ashton B，et al. Concise review: mesenchymal stem cells: their phenotype，differentiation capacity， immunological features， and potential for homing. Stem Cells，2007，25:2739-2749

[5] Lewis ZA. Polycomb group systems in fungi: new models for understanding polycomb repressive complex 2. Trends Genet，2017，33:220-231

[6] Simon J A，Kingston R E.Occupying chromatin: polycomb mechanisms for getting to genomic targets，stopping transcriptional traffic，and staying put.Mol. Cell，2013，49:808-824

[7] Cao R，Zhang Y.SUZ12 is required for both the histone methyltransferase activity and the silencing function of the EED-EZH2 complex. Mol Cell，2004，15:57-67

[8] Margueron R，Reinberg D.The polycomb complex PRC2 and its mark in life. Nature，2011，469:343-349

[9] Cruz-Molina S， Respuela P， Tebartz C，et al.PRC2 facilitates the regulatory topology required for poised enhancer function during pluripotent stem cell differentiation. Cell Stem Cell，2017，20:689-705

（魏建锋　侯筱宇）

附：实验设计基本原则

一、提出科学问题

首先通过对一些社会或自然现象的观察或科学文献、书籍的阅读思考或集体讨论提出科学问题，包括：①对现象的解释、说明；②探究、揭示现象的本质；③探讨运用掌握的技术或方法解决出现的问题；④对原理、理论或猜想进行验证；⑤试验新方法或新技术的可行性等。

二、创新性

通过文献检索、科学书籍的阅读，了解所提或待解决问题及所提出的方法或建立的技术前人是否尚未做过，尚未解决或做得不完善。尚未得出结论的问题或前人没有提出或建立的方法、技术也包括对前人方法技术的改良或补充，即新颖创新性或具有前瞻性。

三、科学性

针对提出的问题建立实验方法去解决问题，但要考虑实验方法的科学性包括以下几点。

（1）实验样本的采集要遵循随机性、客观性原则，排除主观干扰。

（2）实验方法要符合基本知识和基本原理，所遵循的原理必须正确。

（3）技术手段、步骤设计要科学合理，符合逻辑。

（4）为了抵消主客观的干扰因素，科学设置合理的对照组（包括空白对照、阴性或阳性对照、标准对照等）。

（5）符合统计学原则。根据研究项目及相关领域要求，设置合理实验样本或组数。

（6）可重复性原则。任何实验都必须能够重复，这是具有科学性的标志。任何实验必须有足够实验次数，才能避免结果的偶然性，使得出的结论准确、科学。实验中通过对主客观因素的控制，在同样条件下实验结果应具有可重复性。

（7）实验数据、结果处理的科学性（包括数据采集、有效数字、误差控制、现象描述真实可信、图像清晰可辨等）。

四、可行性

根据主客观实际情况采用切实可行的方法、技术或手段。包括：①研究者和指导者的技术水平，能够或指导完成本实验；②实验室的条件具有完成本实验所需的试剂、仪器和设备；③实验样本的购置或采集方便可行；④实验经费能够支持完成本实验。

附 录

一、实验须知

（一）实验课目的

（1）培养锻炼科学的思维方法、实事求是的科学态度和严谨的科学作风，提高分析问题和解决问题的能力。

（2）学习掌握基本的医学生物学实验技能与实验方法，为今后的学习和研究打下一定的基础。

（3）培养爱护国家财物、爱护集体、团结互助的优良道德品质。

（二）一般要求

（1）课前预习，了解实验内容、基本原理和大体步骤及其意义，做到心中有数。

（2）实验中，正规操作，动手动脑，主动进行实验，掌握关键，力求得出准确结果；细心观察，认真思考并及时做好记录，综合分析得出正确的实验结论。

（3）实验后，切实进行清洁整顿，认真写好并按时提交实验报告。

（4）遵守制度，注意安全，爱护仪器，节约使用试剂、水、电，保持肃静、整洁。

（三）几项规定

（1）上实验课必须穿白色实验服，带实验教材和实验报告本。

（2）未预习和预习不合格者，补好预习后，方可进行实验。

（3）每次实验开始前查点器材试剂，如有缺损，立即报告，由教师补发或调换。实验过程中如有破损，须报告教师并认真填写登记表，按规定更换补充。

（4）实验按固定位置，器材、药品按规定使用，用后放回原位，严禁乱用乱放。

（5）实验按规定份数进行，实验中出现问题或结果不佳时，应分析原因并报告教师，由教师具体决定是否补做。因故缺课者及时报告教师，经教研室决定是否给予补课。

（6）玻璃器材用后要彻底清洁干净，放到指定位置。

（7）固体废弃物不可扔入水道，应放入污缸中；浓酸碱液要用水冲淡后再倾入水道。

（8）课后由值日生清扫实验室，并负责检查，关好门窗、水、电等。

二、实验记录及实验报告的书写

（一）实验记录

（1）实验记录是科学实验工作的原始资料，应直接写在实验记录本上，严禁用零散纸片记录。记录应做到条理分明、文字简练、字迹清楚，不得涂改、擦抹。写错之处可以划去重写。从实验课开始，养成认真写好实验记录的良好习惯。

（2）实验课前应认真预习，将实验名称、原理、操作方法和步骤等简明扼要地写在记录本上。

（3）实验观察要仔细，记录应如实、客观、详细、准确。记录内容包括试剂名称、规格、用量，实验方法和具体条件（温度、时间、仪器名称型号、电流、电压等），操作关键及注意事项，现象（正常的和异常的）、数据和结果等。

（4）记录的形式可根据实验内容和要求，在预习时事先设计好表格或流程图，实验中边观察边填写，应做到条理分明、整洁清楚，便于整理总结。

（5）实验中如发生错误或对实验结果有怀疑，应如实说明，必要时应重做，不应将不可靠的结果当作正确结果，应培养其一丝不苟和严谨的科学作风。

（二）实验报告

实验结束后，应根据实验结果和记录，及时整理总结，写出实验报告。下面列举的实验报告格式可供参考。

实验(编号)实验名称

一、目的和要求

二、原理

三、操作方法

四、实验结果

五、讨论

目的要求、原理、操作等项目可简单扼要叙述，但实验条件、操作关键应根据实际情况书写清楚。实验结果应根据实验要求，将数据整理归纳、分析对比、计算，并尽量总结成图表，如标准曲线图、实验组和对照组结果比较表等。针对结果进行必要的说明、分析，并做出结论。讨论部分可以包括对实验方法、结果、现象、误差等的探讨、评论和分析，对实验设计的认识、体会和建议，对实验课的改进意见等。

三、细胞生物学绘图

细胞生物学绘图是将光学显微镜下观察到的细胞结构真实地描绘下来。绘图方法及要求如下：

（1）布局合理，大小适中。考虑到图下方要标注图的名称、放大倍数，图的右侧要标出结构名称，因此，绘图区即图的位置应略偏上、略偏左。

（2）绘图务必真实、准确。绘图前应认真、仔细观察，所绘结构力求典型、清晰，要正确反映各部分结构的形态及毗邻关系。

（3）绘图时，先用软铅笔（HB铅笔）轻轻绘出结构轮廓，修改确定后再用硬铅笔以粗细均匀的线条绘出全图；线条要连续、均匀，不能重复；细胞结构的深浅、明暗用大小均匀、疏密不同的圆点表示，不要涂暗影及其他美术处理。

（4）图的下方标注图的名称、放大倍数。从图中各主要结构处向右引出平行线，在图的右侧标出结构名称；对不便引出平行线的结构，可先引出斜线，再折为平行线，斜引线间不能交叉，各平行线的末端要对齐。

（5）图中所标注的所有文字均要求用铅笔正楷书写，清晰、工整。

四、常用元素原子量表

名称	符号	原子量	名称	符号	原子量
银	Ag	107.886	锂	Li	6.941
铝	Al	26.982	镁	Mg	24.305
砷	As	74.922	锰	Mn	54.938
硼	B	10.81	钼	Mo	95.94
钡	Ba	137.33	氮	N	14.007
铋	Bi	208.98	钠	Na	22.99
溴	Br	79.904	镍	Ni	58.70
碳	C	12.011	氧	O	15.999
钙	Ca	40.08	磷	P	30.974
铈	Ce	140.12	铅	Pb	207.2
氯	Cl	35.453	铂	Pt	195.09
钴	Co	58.933	硫	S	32.06
铬	Cr	51.996	锑	Sb	121.75
铜	Cu	63.546	硒	Se	78.96
氟	F	18.998	硅	Si	28.086
铁	Fe	55.847	锡	Sn	118.69
氢	H	1.008	锶	Sr	87.62
汞	Hg	200.59	铀	U	238.029
碘	I	126.905	钨	W	138.85
钾	K	39.098	锌	Zn	65.38

（摘自1975年国际原子表，小数点以下第四位4舍5入）。

五、实验室常用酸碱的比重和浓度

名称	分子式	分子量	比重	百分浓度（%）	摩尔浓度（mol/L）
盐酸	HCl	36.47	1.19	37.2	12.0
			1.18	35.4	11.8
			1.10	20.0	6.0
硫酸	H_2SO_4	98.09	1.84	95.6	18
			1.18	24.8	3

续表

名称	分子式	分子量	比重	百分浓度（%）	摩尔浓度（mol/L）
			1.42	70.98	16.0
硝酸	HNO$_3$	63.02	1.40	65.3	14.5
			1.20	32.36	6.1
冰酸醋	CH$_3$COOH	60.05	1.05	99.5	17.4
磷酸	H$_3$PO$_4$	98.06	1.71	85.0	15
氨水	NH$_4$OH	30.05	0.90	28	15